매일
통증

통증의 원인부터 통증 잡는 스트레칭까지

매일 통증

ⓒ 안병택 2025

인쇄일 2025년 1월 21일
발행일 2025년 1월 28일

지은이 안병택
펴낸이 유경민 노종한
책임편집 구혜진
기획편집 유노라이프 권순범 구혜진 **유노북스** 이현정 조혜진 권혜지 정현서 **유노책주** 김세민 이지윤
기획마케팅 1팀 우현권 이상운 **2팀** 이선영 김승혜 최예은 전예원
디자인 남다희 홍진기 허정수
기획관리 차은영
펴낸곳 유노콘텐츠그룹 주식회사
법인등록번호 110111-8138128
주소 서울시 마포구 월드컵로20길 5, 4층
전화 02-323-7763 **팩스** 02-323-7764 **이메일** info@uknowbooks.com

ISBN 979-11-94357-10-0 (13510)

통증의 원인부터
통증 잡는 스트레칭까지

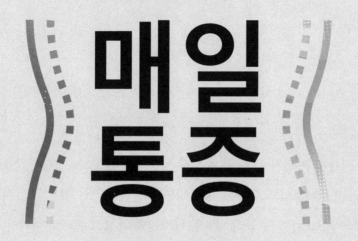

매일
통증

안병택 지음

유노
라이프
LIFE

원인 모를
통증이
지속되는 이유

저를 찾은 환자 중 한 분은 오랜 시간 허리디스크로 고통받았습니다. 비스테로이드 주사를 맞고 진통약도 처방받았지요. 핫팩, 저주파 치료, 초음파 등 물리 치료를 받자 통증이 줄고 몸이 가벼워진 것같았다고 합니다. 금방 괜찮아질 것 같던 허리는 다음날이 되자 똑같이 아팠습니다. 다시 찾은 병원에서 도수 치료를 받자 통증이 확 줄었습니다. 이번에는 일상생활 하는 데에도 무리가 없어 안심했습니다. 하지만 시간이 지나자 다시 허리가 아프기 시작했고, 이번에는 다리 저림 증상까지 심해졌습니다. 답답하고 고통스러운 날이 이어졌습니다.

병원에서 엑스레이(X-ray), 전산화단층촬영(CT), 자기공명영상(MRI), 초음파와 같은 영상 진단 기기로 검사하고 치료를 받는데도 왜 통증은 해결되지 않을까요? 진단이 잘못되었을까요? 잘못된 처방을 내렸을까요? 왜 정확한 원인을 파악하기 어려울까요? 이유는 다음과 같습니다.

첫 번째, 정적인 자세로 측정한다

우리 몸은 가만히 있을 때보다 움직일 때 불편한 경우가 상대적으로 많습니다. 움직이거나 무거운 무게를 들거나 반복적인 동작을 하는 등 동적인 자세에서 부하가 많이 생기지요. 그런데 진단 기기는 동적인 자세를 담을 수 없습니다. 따라서 동적인 상태를 고려하지 못한 채 진단이 내려집니다.

두 번째, 통증은 주관적이다

사람마다 느끼는 불편함 정도가 다릅니다. 진단 기기로 봤을 때 문제가 없어도 심리적 영향, 사회적 상황으로 인해 통증이 더 증폭되어 느껴질 수 있습니다. 허리디스크가 약간 튀어나와 신경을 조금만 눌러도 통증을 심하게 느끼는 사람이 있고, 디스크 탈출을 넘어 분리되어 구조적으로 문제가 심각해도 통증을 약하게 느끼는 사람이 있는 것처럼 통증은 정량적으로 비례하지 않습니다.

세 번째, 몸은 시시각각 변한다

몸은 개인의 라이프스타일 그 자체에 영향을 받습니다. 몸을 불편하게 만드는 변수는 항상 바뀌지요. 그래서 최첨단 진단 기기만으로 인체를 검사해도 100퍼센트 딱 맞는 원인을 찾을 수 없습니다.

주위에 위의 환자와 같은 사례는 생각보다 많습니다. 허리뿐만 아니라 인체의 대표적인 관절과 관련 조직도 마찬가지입니다. 머리, 어깨, 무릎, 발 모든 부위가 해당됩니다. 통증 부위는 한 곳에 머무르지 않고 다른 부위로 돌아가면서 더 심해졌다가 약해지기를 반복합니다.

통증을 일으키는 근본적인 원인은 무엇일까요? 그건 결국 '자세'입니다. 자세의 사전적 의미는 '몸을 움직이거나 가누는 모양, 사물을 대할 때 마음가짐'입니다. 즉 우리가 몸을 어떻게 움직이느냐에 따라 통증 있는 몸이 될 수도, 통증 없는 몸이 될 수도 있습니다.

자세는 우리 몸에 직접적인 영향을 줍니다. 상체가 굽어 있으면 거북목, 일자목, 둥근 어깨, 굽은 등이 되고, 나쁜 체형은 근골격계 질환으로 이어집니다. 거북목과 일자목은 목디스크를 유발하고 둥근 어깨와 굽은 등은 어깨 힘줄염이나 오십견으로 이어지기도 하지요. 골반이 틀어지면 고관절 통증과 허리 척추를 휘게 해 허리디스크로 이어질 가능성이 높아집니다.

자세와 근골격계 질환과 통증은 떼려야 뗄 수 없는 관계입니다. 나쁜 자세와 틀어진 체형은 근골격계 질환을 유발하고 회복을 더디게 만들기 때문에 통증은 만성이 되고 재발하기 일쑤입니다.

사실 엄밀히 말하면 나쁜 자세와 체형이 통증으로 이어진다는 '절대 공식'은 없습니다. 자세가 나빠도 통증이 없을 수 있지요. 하지만 몸이 해부학적으로 가장 이상적인 위치에서 벗어났을 때 문제가 시작됩니다. 나쁜 자세는 나쁜 몸을 만들고 조직은 손상됩니다. 자세를 바르게 해야 하는 이유는 몸이 더 이상 나빠지지 않고 좋은 해부학적 위치에 위치하기 위함입니다.

몸은 사용하는 방법에 따라 달라진다

제가 지난 16년 동안 재활 현장에서 물리 치료사로서 국가대표, 프로 선수뿐만 아니라 수많은 직업군을 치료하면서 느낀 점은 치료에 가장 큰 변수가 '자세'였다는 사실입니다. 환자의 증상을 정확히 파악하고 적절하게 치료하고 운동법을 알려 줘도 나쁜 자세가 이어지면 회복이 더딜 수밖에 없습니다. 치료는 일주일에 많으면 두세 시간 정도니까요. 나머지 시간에 잘못된 자세와 생활 습관이 이어지면 환자는 다시 고통에 빠집니다.

치료실에서 치료를 잘하는 것은 제 몫이지만, 치료가 끝나고 몸 상태를 유지하기 위해 자세에 신경 쓰는 것은 환자의 몫입니다. 스스로 좋은 자세를 유지하기 위해 노력하고 처방된 운동을 3분이라도 조금씩 따라 했던 분들은 다시 저를 찾지 않았습니다. 환자가 다시 저를 찾지 않고 고통에서 벗어나는 모습에 보람과 즐거움을 느꼈습니다.

이 책은 근골격계 질환이 있거나 치료를 충분히 했음에도 통증이 지속되는 경우 자세가 원인이 될 수 있음을 알리는 책입니다. 평소 흔하게 겪는 질환과 체형 위주로 설명하고, 바른 자세의 중요성을 알리기 위한 목적으로 썼습니다. 단순히 좋은 스트레칭과 운동만 안내하는 것이 아니라 평소 자세가 체형과 질환, 통증에 어떤 영향을 미치는지 잔소리하듯 반복하며 이야기했습니다. 잘못 알고 있거나 알아야 할 자세를 한번 더 되짚었습니다.

이 책이 통증에서 해방되는 자세의 중요성을 알리고 건강을 되돌아보는 계기가 됐으면 좋겠습니다. 나쁜 자세를 피하고 좋은 자세를 유지하고 딱 하루 3분만 시간 내서 운동하길 바라는 마음과 통증 때문에 괴로워하는 많은 분들을 위해 이 책을 썼습니다.

재활 전문 물리치료사

안병택

차례

1장

이제는 자세를
바꿔야 할 때

통증의 원인

2장

피곤하면 뒷목부터
뻐근한 이유

목 통증 바로잡기

3장

어깨가 무너지면
몸이 무너진다

어깨 통증 바로잡기

4장
허리둘레를 줄이는
가장 간단한 방법

허리 통증 바로잡기

5장

건강한 다리가
혈액 순환을 좌우한다

다리 통증 바로잡기

1장

이제는 자세를
바꿔야 할 때

―――――

통증의 원인

옆을 봐도 앞을 봐도
거북목이라면

—

거북목은 컴퓨터 작업을 많이 하는 좌업생활군에 특히 흔한 증상입니다. 또한 스마트폰을 밑으로 내려다보는 생활군, 웅크리거나 쪼그려 앉은 자세에서 고개를 들어야 하는 직업군에서도 나타나지요. 만약 내가 거북목이라면 뒷목과 어깨가 항상 뻐근하고 쉽게 뭉칩니다. 심하면 두통도 생기고 피로해집니다. 인체 중력선에서 정렬이 틀어지면서 자세를 유지하기 위해 근육이 일을 더 많이 하기 때문입니다.

예를 들어 축구 선수들은 각자 포지션이 있습니다. 공격수, 미드필더, 수비수, 골키퍼가 각자의 위치에서 전술적으로 뛰어야 하지요. 수비수가 계속 공격수 위치에 있거나 자신의 위치에서 많이 벗어나면 활동량이 많아집니다. 그럼 더 쉽게 지치고 피로해질 수밖에 없습니다.

요즘처럼 컴퓨터 작업이나 스마트폰 사용이 많은 사회에서 거북목은 흔합니다. 일자목도 마찬가지입니다. 거북목과 일자목이 더 심해지면 목이 역 C자 형태가 됩니다. 역 C자형 목은 자세를 바르게 교정하기까지 꽤 오랜 시간이 걸립니다. 목과 어깨에 느껴지는 불편감도 점점 심해집니다.

거북목의 가장 심각한 문제 중 하나는 뼈와 관절 위치가 바뀌면서 목디스크로 이어지기 쉽다는 점입니다. 또한 목과 어깨가 항상 긴장되어 있어서 예민해지고 일의 능률까지 떨어질 수 있습니다. 어떤 환자는 목이 아프기 전에는 괜찮았는데, 목이 아픈 후부터 사람이 날카로워졌다는 소릴 많이 듣는다고 고민을 털어놓았습니다.

내가 거북목인지 확인하는 방법

40대 초반 여성 영희 님이 자신이 거북목인지 확인하고 싶다며 상담을 신청했습니다. 더불어 어깨가 앞쪽으로 말리는 둥근 어깨와 굽은 등은 아닌지 궁금해했습니다. 거북목은 인체 중력선 기준으로 확인할 수 있습니다. 인체 중력선은 옆에서 봤을 때 몸의 기준점이 되는 선을 말합니다. 아래 나오는 그림처럼 해당 부위가 중력선에 가까울수록 이상적이고, 이때 인체가 가장 적은 힘으로 바른 자세를 유지할 수 있습니다.

어깨와 목의 중력선은 어깨의 견봉이 귓불보다 약간 전방으로 위치합니다. 이때 거북목은 거북이가 목을 앞으로 쭉 빼는 것처럼 귓

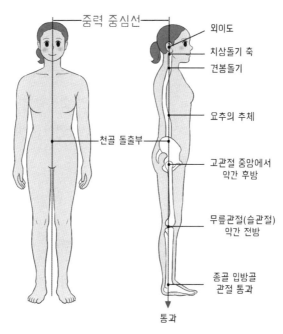

인체 중력선으로 보는 바른 자세

불이 비정상적으로 견봉 앞을 지난 상태입니다. 일자목은 엑스레이 상 목 척추가 일자인 상태를 말합니다. 거북목과 일자목 모두 C자 만곡이 사라져 있고, 일자목이면서 거북목인 경우도 많습니다.

영희 님은 거북목이었습니다. 어깨는 약간 말린 상태였고 굽은 등이었지요. 등은 후만(Kyphosis)으로 약간 볼록하게 C자를 유지해야 하는데, 그것보다 더 뒤로 튀어나온 상태였습니다. 거북목 → 둥근 어깨 → 굽은 등으로 이어지는 흔한 패턴입니다.

거북목과 둥근 어깨를 교정할 때는 신전(폄) 형태의 운동을, 등은 후만을 줄이는 신전 운동을 해야 합니다. 다만 거북목이라고 해도 어깨와 등의 상태는 다를 수 있기 때문에 인체 중력선을 기준으로 몸 전체를 3차원(전후. 좌우, 상하)으로 평가해야 정확합니다.

지는 영희 님에게 견봉과 귓불의 기준선을 확인하는 방법을 알려 줬습니다. 그 방법은 다음과 같습니다.

첫 번째,
귀가 어깨 수직선보다 앞으로 나와 있는지 살펴보기

옆에서 봤을 때 귀가 어깨 수직선보다 3센티미터 정도 앞으로 나와 있다면 거북목입니다. 스마트폰으로 옆모습을 촬영한 뒤에 선을 그어 보면 더 확실히 알 수 있습니다.

두 번째, 벽을 이용해 확인하기

먼저 벽에 등을 댄 후 어깨와 엉덩이를 벽에 밀착합니다. 뒤통수가 벽에 닿지 않으면 거북목이 의심됩니다.

앉아서 일하는 직업군에서 거북목은 정말 흔한 증상입니다. 나쁜 자세로 앉아 점점 모니터로 들어가는 것 같은 동료의 모습을 쉽게 볼 수 있지요. 어깨와 등이 굽어 있는 상태에서 고개를 들어 모니터 화면을 보니 점점 거북목이 됩니다.

다행히 거북목, 일자목, 역 C자형 목은 교정이 가능합니다. 먼저 고개 숙이는 습관을 고치는 것이 중요합니다. 고개를 숙이거나 그 상태에서 시선을 들면 목이 틀어집니다. 의자에 오래 앉아 있는 등 고정된 자세도 회복을 더디게 만들지요. 그래서 되도록 20분에 한 번씩 자세를 바꾸는 게 좋습니다. 그리고 뭉치고 약해진 근육을 인체 중력선에 최대한 위치하도록 풀어 주고 늘려 주고 강화하면 됩니다. 그렇게 꾸준히 노력하면 다시 C자 형태 목으로 돌아갈 수 있습니다.

어깨가 말린 건지
등이 굽은 건지

—

　어깨가 말리고 굽은 등을 가진 사람은 정말 많습니다. 현대인들 중 어깨가 말리지 않은 사람을 더 찾기 힘들 정도이지요. 오랜 시간 구부정한 자세로 의자에 앉아 일하거나 웅크려서 자면 점점 굽은 체형이 됩니다.

　둥근 어깨는 어깨가 앞으로 말린 것처럼 보이고 굽은 등은 등이 뒤로 튀어나온 것처럼 보입니다. 일반적으로 둥근 어깨와 굽은 등은 세트인 것 같지만 꼭 그렇지도 않습니다. 둥근 어깨이지만 등 척추가 편평한 경우도 있습니다.

내가 둥근 어깨인지 확인하는 방법

인체 중력선상 어깨 견봉 부위가 귓불보다 앞으로 나오면 둥근 어깨입니다. 뒷모습을 사진으로 찍어 척추와 견갑골(날개뼈) 위치를 보면 더 자세히 판별할 수 있습니다. 아래 그림과 같이 사진에 척추뼈 가상선을 그어 보세요. 척추뼈 가상선과 날개뼈 안쪽 면과의 거리는 약 3.8~5센티미터 정도가 정상입니다. 이 사이 거리가 5센티미터 이상이면 어깨가 앞으로 말린 것으로 볼 수 있습니다.

굽은 등인지 정확하게 확인하려면 흉추(척추뼈 중 등 부위에 있는 열두 개의 뼈) 후만 각도를 측정해야 합니다. 일반적으로 엑스레이로 옆모습을 촬영한 뒤 흉추 1번과 12번의 선을 그었을 때 40도를 정상

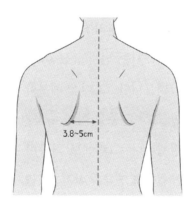

견갑골과 척추의 바른 위치

각도로 봅니다. 참고로 흉추는 뒤로 튀어 나오는 후만, 경추(목뼈)와 요추(허리뼈)는 전만을 이룹니다. 척추가 만곡을 잃고 일자가 되면 일자목, 일자허리, 일자등(편평 등)으로 표현합니다.

눈으로 봤을 때 인체 측면에서 흉추가 견갑골보다 더 튀어나오면 등이 굽었다고 평가합니다. 허리를 숙여 손이 발끝에 닿는 동작을 해 보세요. 발끝 닿기 자세를 유지하는 동안 옆에서 볼 때 척추가 동그랗게 완만해야 하는데, 더 튀어나오거나 편평하게 보이면 만곡이 바뀐 상태입니다.

사실 거북목이면 둥근 어깨, 굽은 등이라는 공식은 자세 교정하는 데 정확성이 떨어집니다. 전체적으로 자세를 살피되, 관절마다 상태를 평가해야 효율적인 자세 교정이 가능합니다. 목, 어깨, 등에 쓰이는 관절 움직임과 근육 수축 정도가 다르고, 각 상태에 따라 스트레칭, 운동 등 자세 교정 방법이 달라집니다.

자세 교정을 하기 위해서는 먼저 둥근 어깨와 굽은 등이 왜 생겼는지 자세 습관을 살펴봅니다. 그 다음 해부학적, 역학적 자세를 파악한 후에 기능적인 교정 운동을 이어 나가지요. 대부분 2~6개월 정도면 자세가 교정됩니다. 그럼에도 회복이 잘 안된다면 스트레스, 수면, 식습관 등 자세에 영향을 미치는 원인을 찾아 함께 교정해야 합니다.

원인 불명의
허리 통증 때문에 고민이라면

—

　살면서 허리 통증을 경험한 사람은 약 80퍼센트 정도라고 합니다. 그 말은 허리 통증을 경험하지 않은 사람이 약 20퍼센트란 뜻이지요. 이 20퍼센트의 사람들은 왜 허리 통증을 경험하지 않을까요? 허리 근육이 발달해서 잘 버티기 때문일까요? 통증을 못 느끼는 사람인 걸까요? 바른 자세로 허리를 무리하게 사용하지 않아서일까요? 사실 통증은 주관적이기 때문에 통증인지 모르고 넘기는 사람도 있고 조금만 아파도 통증이라고 생각하는 사람도 있습니다.

　통증은 '개인이 주관적으로 느끼는 불편감'을 말합니다. 0(통증 없음)부터 10(참을 수 없는 통증)으로 표현되는 '시각적 통증 척도(VAS)'

가 흔히 통증 평가표로 사용됩니다. 하지만 본인이 직접 평가표를 작성하기 때문에 정확한 결과라고 말할 수 없습니다. 아쉽게도 통증을 객관화한 평가는 아직 없습니다.

물리적 손상(교통사고, 낙상, 외상 등)으로 생긴 허리 손상은 적절한 치료를 받고 시간이 지나면 좋아집니다. 문제는 만성이거나 재발할 때입니다. 잘 회복되지 않는 통증은 바로 자세 때문일 확률이 높습니다. 의자에 걸터앉았거나 다리를 꼬는 등의 나쁜 자세는 허리 통증을 일으키는 역학적 스트레스를 줍니다. 개인마다 원인은 다르지만 원인 불명의 허리 통증 중 자세가 차지하는 비중은 정말 큽니다.

허리디스크(추간판탈출증), 허리전방전위증, 허리척추분리증, 척추관협착증, 추간공협착증 등 허리 질환도 선천적인 구조 문제가 아니면 결국은 노화(퇴행성 변화)의 영향입니다. 신기하게도 퇴행성 변화가 있어도 자세가 바르거나 좋은 신체 움직임이 습관화된 사람은 통증이 덜하지요. 바른 자세는 통증 회복에도 필수입니다.

허리 통증을 막기 위해 알아야 할 것

허리 통증을 막고 싶다면 먼저 허리 구조물에 대해 알아야 합니다. 허리는 다섯 개의 요추(허리 척추)와 요추 사이에 위치하는 디스크(추간판), 이 구조물에 직접적으로 붙어 있는 주위 근육, 근막, 인대로 구성되어 있습니다. 척추뼈에 이상이 없어도 통증이 느껴진다면 근육, 근막, 인대 문제일 수 있습니다. 디스크는 수핵(디스크 중심에 위치한 젤리 모양의 구조물, 디스크 움직임에 영향을 받고 충격을 흡수함), 섬유륜(수핵을 감싸며 겹겹이 위치해 충격 흡수와 척추 움직임에 영향을 받음), 연골종판(디스크에 영양 공급을 하는 척추뼈와 디스크 사이의 얇은 구조물)으로 이루어집니다. 허리 구조물에 직접 붙거나 척추에 영향을 주는 근육으로는 심부 코어 근육(복횡근, 골반기저근, 다열근, 횡격막)이 있습니다. 표층 코어 근육에는 엉덩이 근육, 복직근, 내·외복사근, 광배근, 흉요근막 등이 있습니다.

디스크는 돌출, 탈출 등 변형이 염증과 신경을 눌러 증상을 일으키기도 하지만, 디스크 자체만으로 허리 통증이 생기는 경우는 적습니다. 잘못된 자세 습관과 반복적인 동작이 문제일 수도 있지요. 원인이 제거되지 않으면 허리디스크는 반복됩니다. 수술을 해도 허리디스크가 재발하는 이유입니다.

따라서 허리 구조물에 구조적, 기능적 문제가 있는지 살피는 것이 매우 중요합니다. 허리 구조물 외에도 연결되는 흉추, 골반, 고관절 위치와 기능도 살펴야 합니다. 발목이 삐어서 발에 실리는 압력이 비대칭이 되어도 골반과 척추가 삐뚤어지면서 허리 통증이 생기지요. 원인은 수없이 많고 여러 개일 수 있습니다. 하지만 원인 불명의 허리 통증에 낙담하지 마세요. 자세만 바꿔도 여러 원인이 해결됩니다.

마흔 이후의 협착증은
치료가 불가능할까?

———

마흔이 넘어가면 허리디스크뿐만 아니라 척추관협착증도 흔히 발생합니다. 척추관협착증이란 척추관, 즉 척추 신경을 담는 관이 튀어나온 디스크, 노화된 척추뼈, 인대 등으로 인해 좁아지며 신경을 누르는 질환을 말합니다. 협착증은 척추관협착증, 추간공협착증으로 나눌 수 있습니다. 척추관협착증은 경추와 요추에 나타나고, 요추 부위에 더 잦은 편입니다. 협착증이 노화로 인한 퇴행성 질환이기 때문에 통증이 사라지지 않을 거라고 생각할 수 있습니다. 하지만 MRI를 촬영하면 척추관이 협착증처럼 좁아져 있지만 통증이 없는 사람도 있습니다. 구조와 통증이 항상 일치하지는 않습니다.

방송국에서 일하다 퇴직한 60대 후반 창우 님은 요추 척추관협착증 판정을 받고 고생 중이었습니다. 걷기가 좋다는 지인의 말을 듣고, 하루에 최소 1만 보에서 1만5천 보 정도를 걸었습니다. 하지만 걸을수록 엉치뼈 부위와 다리 통증이 심해졌습니다. 걷다가 허리 숙이기를 반복하며 걸었다고 합니다. 걷기 운동의 효과를 기대한 창우 님은 고민이라며 저를 찾아왔습니다.

디스크, 협착증 등 허리 질환 재활 프로그램에는 걷기 운동이 포함되어 있습니다. 심폐지구력과 하체 근력을 어느 정도 늘릴 수 있기 때문입니다. 하지만 절뚝거리는 증상이 있거나 통증이 심하다면 걷기는 독이 됩니다. 허리, 골반 구조물이 불균형한 상태에서 계속 걷다 보면 더 불안정해지고 불균형이 심해집니다. 무리하지 않게 걷고 허리·골반 상태에 맞는 가벼운 스트레칭부터 시작해야 합니다. 창우 님 역시 증상이 어느 정도 누그러진 뒤에 걷기 시간을 늘렸습니다. 특히 노년의 경우 때와 상태에 맞는 운동이 중요합니다.

척추관협착증을 유발하는 자세

척추관협착증은 허리, 엉덩이, 서혜부, 항문 쪽, 허벅지, 다리 부위까지 통증이 생기는 증상입니다. 심한 경우 다리 감각이 둔해지는 감각 장애가 생길 수 있고 근력이 약해지지요. 기온이 낮은 곳에 있을 때 증상이 심해지고 따뜻하거나 휴식을 취하면 증상이 다소 누그러지기도 합니다.

척추관협착증의 특징 중 하나는 허리를 뒤로 젖힐 때 척추관과 추간공이 좁아지면서 증상이 심해진다는 것입니다. 반대로 허리디스크는 허리를 앞으로 구부리거나 비틀 때 증상이 심해집니다. 척추관협착증이 발생하면 간헐적 파행(신경성 파행)이라 불리는 보행 이상 증상이 나타납니다. 걷다가 증상이 생기면 허리를 앞으로 숙이거나 쉬면 괜찮아지고 다시 걸으면 증상이 나타나지요.

협착증은 추간판탈출증, 즉 디스크와 동반되기도 합니다. 추간판 내부에 있는 수핵이 추간판의 섬유륜을 뚫고 탈출해 척추 신경을 압박하고 신경학적 증상을 유발하는 질환입니다.

둘 중 어느 증상의 영향을 많이 받는지에 따라 운동 처방이 달라집니다. 추간판탈출증과 척추관협착증이 둘 다 있을 경우 해부학, 역학을 고려한 운동이 효과가 없을 수도 있습니다. 협착증에 허리를 앞으로 굴곡(굽힘) 형태로 운동하면 무조건 낫는다고 할 수 없고, 반대로 추간판탈출증에 허리를 젖히는 신전(폄) 형태 운동이 무조건 효과적인 것은 아닙니다. 몸은 그리 단순하지 않습니다.

하지만 협착증이든 디스크든 공통적으로 신경 써야 하는 자세가 있습니다. 바로 무거운 물건을 들거나 반복적인 동작을 피하는 것입니다. 체중을 줄여 관절에 압력 부하를 줄이는 것도 회복에 도움이 됩니다. 또한 잘못된 식습관은 복압을 상승하거나 감소하게 만들어 척추 내압에 영향을 줍니다. 자극적인 음식을 피하고 과식하지 않는 식습관도 협착증을 관리하는 방법입니다.

종종 협착증을 수술하거나 주사만 맞으면 쉽게 해결되는 증상이라고 생각하지만 협착증은 퇴행성 변화로 회복이 더딜 수 있습니다. 오래 관리해야 하기 때문에 조바심을 가지기보단 여유롭게 관리해야 마음이 편하지요. 협착 정도가 심하거나 개인의 체력, 습관 상태에 따라 회복 정도는 달라집니다. 오히려 협착 정도가 심하지만 회복이 빠르기도 하고, 협착 정도가 경미해도 오래 가는 경우도 있습니다. 가장 중요한 점은 협착증도 바른 자세를 신경 쓰고 꾸준한 관리가 필요하다는 점입니다.

무릎이 아파
걷기 두렵다면

—

체력이 떨어져 걱정되지만 다시 운동을 시작하는 것이 고민인가요? 실제로 무릎이 아파 걷기, 달리기 등을 하는 것이 두렵다는 말을 꽤 듣습니다. 그렇다면 무릎이 아프면 걸으면 안 될까요?

그렇지 않습니다. 무릎에 급성 통증이 있거나 연골이 심하게 닳은 경우가 아니라면 걷기 운동은 꼭 필요합니다. 다만 무리하게 많이 걸으면 안 됩니다. 흔히 하루 1만 보 정도를 걸어야 한다고 알고 계신 분이 많지요. 하지만 하루에 6천~7천 보만 걸어도 효과는 있습니다. 심지어 10분을 걸어도 효과가 있습니다. 시간을 꼭 내서 한 번에 많이 걸어야 하는 게 아니라 나눠서 걷는 것도 도움이 됩니다.

40대 중반 민희 님은 체중 감소를 위해 달리기를 시작했습니다. 주위 동료가 달리기를 자주 하며 대회를 나가는 게 내심 부러웠다고 합니다. 달리기를 시작한 지 얼마 안 됐는데, 무릎 아래쪽과 안쪽이 아프기 시작했습니다. 달리기로 인한 통증은 무릎, 발목, 하퇴, 발 순으로 나타납니다. 하지만 우리가 흔히 걱정하는 무릎 연골 손상은 아마추어 러너에게 약 4.3퍼센트만 보고됩니다. 즉 달리기로 인해 발생하는 퇴행성관절염 빈도는 생각보다 낮습니다.

달리기가 무조건 무릎 퇴행성관절염으로 이어지진 않습니다. 무릎 질환 또한 다양한 이유로 통증이 생기기 때문입니다. 무릎이 아파 운동하기 두렵다는 말은 무릎 관절이 체중 부하를 받아 관절, 연골에 통증이 느껴지는 경우입니다. 걷기도 조심스럽고 뛰는 것은 상상조차 못하지요.

무릎 연골이 많이 닳을수록 충격을 흡수하고 분산시키는 쿠션 역할이 사라집니다. 완충 작용을 못 해서 무리하면 고스란히 염증과 통증을 일으키지요. 하지만 지면에 체중 부하를 하지 않으면 하체 근육은 약해지고 맙니다. 근육은 약해지면 불균형이 생기고 뼈 정렬이 틀어지면서 무릎 관절과 연골에 더 무리가 갑니다. 악순환 사이클에 오르는 지름길입니다.

달리기로 인한 통증의 원인은 크게 과사용, 잘못된 기술, 체형 또는 자세에 있습니다. 민희 님의 무릎을 살펴보니 X다리 형태였습니다. 다리가 안쪽으로 휘어 무릎에 부하가 많이 갈 수 있는 체형이었지요. 해부학적으로 무릎 정렬이 바르게 되도록 하체 운동을 지도했습니다. 달리는 자세도 고치고 단계적 달리기를 권했습니다. 이후 민희 님은 아프지 않고 달릴 수 있게 되었다며 좋아했습니다.

내 무릎 상태를 확인하는 방법

무릎 관절은 하체 뼈인 대퇴골, 경골을 잇는 관절을 말합니다. 대퇴골과 슬개골(뚜껑뼈)은 슬개대퇴관절을 이루고, 무릎 관절을 중심으로 경골 윗면에는 내측, 외측 연골이 있습니다. 대퇴골과 경골을 잇는 전방, 후방 십자인대가 있고, 대퇴골과 경골을 잇는 내측 측부인대와 대퇴골과 비골을 잇는 외측 측부인대가 있지요.

무릎 관절을 주변으로 앞쪽 허벅지 근육인 대퇴사두근과 뒤쪽 허벅지 근육인 햄스트링이 위치합니다. 무릎 바깥쪽은 장경인대, 대퇴근막장근 같은 강한 근육이 있습니다. 흔히 고관절과 무릎 관절을 가로지르는 근육이 무릎에 영향을 줍니다. 무릎 또한 인접하는 구조물에 영향을 받습니다.

무릎을 앞에서 봤을 때 무릎 외측 면의 정상적인 정렬은 170~175도입니다. 이것을 '정상적인 외번슬'이라 부릅니다. 외번슬 각도가 165도 이하이면 X다리, 180도 이상이면 O다리라고 합니다.

O다리와 X다리와 같은 무릎 정렬은 근골격계 질환을 유발합니다. O다리는 퇴행성관절염에서 흔히 보이는 다리고, X다리는 전방십자인대 손상률이 높아집니다. 무릎 정렬은 자세에 영향을 받습니다. 다리를 모으거나 벌리는 습관 또는 양반다리 등 자세에 따라 점점 변화합니다.

재활 과정도 그렇지만 무릎이 아플까 운동을 시작하기 주저하는 분은 최대한 정상적인 외번슬 각도(170~175도)가 되도록 스트레

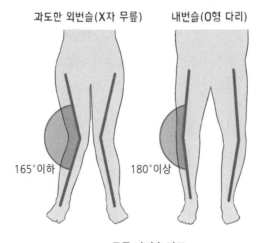

과도한 외번슬(X자 무릎)　　내번슬(O형 다리)

165°이하　　　　180°이상

무릎 외번슬 각도

　　　　　　　　　　　　　　　　　　　　　　매일 통증

칭과 근력 강화 운동을 꾸준히 이어 나가야 합니다. 외번슬 각도가 170~175도가 되면 연골, 인대, 근육은 최적의 균형을 이루며 손상 위험이 줄어듭니다. 무릎 정렬이 좋아지면 고관절과 발목도 좋은 위치를 찾아 가고, 결국 자세가 좋아집니다. 무릎을 교정했더니 허리가 안 아프고 척추와 어깨 통증이 좋아지는 사례도 존재합니다. 결국 자세는 통증의 원인이 되기도 하고, 통증을 없애는 해결법이 되기도 합니다.

아침저녁으로
붓는 다리

—

밤만 되면 다리가 붓고 무겁다고 말하는 사람이 꽤 많습니다. 퉁퉁 부은 코끼리 다리 같다며 슬퍼하지요. 다리 부기를 빼기 위해 바닥에 누워 벽에 다리를 붙이는 'L자 다리 운동'을 하고 계속 마사지합니다. 건강에도 안 좋고 미용상으로도 좋지 않은 다리 부기는 도대체 왜 생길까요?

첫 번째, 오랜 시간 같은 자세를 유지할 때

종일 앉아서 일하는 사무직군이나 오래 서 있는 직업군은 다리가 쉽게 붓습니다. 아침에는 괜찮다가 오후로 갈수록 심해지지요. 바로 종아리 근육을 쓰지 않기 때문입니다.

종아리 근육은 '제2의 심장'이라 불릴 정도로 중요한 역할을 합니다. 우리 몸은 심장에서 혈액이 뿜어 나와 동맥을 따라 말초까지 혈액이 순환됩니다. 발바닥에서 중력을 이겨내며 정맥으로 바뀐 뒤다시 심장으로 돌아오지요. 이때 **종아리 근육은 다시 심장으로 혈액을 보낼 때 펌프 역할을 합니다.** 종아리 근육의 수축과 이완이 원활해야 혈액 순환이 잘 됩니다. 하지만 한 자세로 오래 있으면 종아리 펌프 작용이 잘 일어나지 않고 혈액의 순환 기능이 떨어집니다. 그러면 결국 혈액 순환이 정체되어 다리가 붓습니다.

두 번째, 평소 운동이 부족할 때

운동은 근육 기능을 향상시킵니다. 근육은 수축과 이완을 반복시켜 혈액 순환을 돕지요. 근육 활동이 감소하면 혈액 순환 능력이 떨어집니다. 30대 중반 이후에는 자연스레 근감소증(근육량, 근력, 근수행력이 감소하는 상태)이 생깁니다. 운동을 하지 않으면 근육이 감소하며 대사 기능이 약해집니다. 우리 몸에 있는 다양한 근육 중심장 근육은 불수의근(의지와 관계없이 자율적으로 움직이는 근육)이지만 유산소, 무산소 운동을 통해 기능을 강화할 수 있습니다. 운동으로 근육 기능을 향상시켜야 합니다.

세 번째, 체온이 낮을 때

손발이 차가운 사람은 말초까지 혈액 순환이 잘 되지 않습니다. 손발을 자주 움직여야 체온도 오르고 혈액이 잘 돕니다. 평소에 자주 손과 발을 마사지하고 관절을 돌리고 늘려야 합니다.

네 번째, 평소 물을 잘 마시지 않을 때

물을 많이 마시면 붓지 않을까 생각하지만 오히려 그 반대입니다. 우리 몸은 수분이 부족하면 탈수를 예방하기 위해 수분을 더 머금습니다. 물을 2리터씩 매일 챙겨 마실 필요는 없습니다. 하지만 입이 바싹 마르며 갈증이 느껴질 때는 즉시 물 한 잔을 마시는 것을 추천합니다. 소변 색이 진한 노란색일 때도 수분이 부족한 상태이니 수분을 보충해야 합니다.

다섯 번째, 나트륨이 많은 음식을 자주 먹을 때

맵고 짠 음식은 나트륨이 많습니다. 나트륨은 수분을 모으기 때문에 수분을 배출하지 못해 다리가 붓는 원인이 됩니다. 자신의 식단 중 나트륨이 많은 음식이 많은지 살펴보고 바꾸기를 추천합니다. 이때 칼륨이 풍부한 음식을 먹으면 도움이 됩니다. 칼륨이 풍부한 음식에는 토마토, 고구마, 감자, 바나나, 아보카도, 시금치, 버섯,

오이, 검은콩 등이 있습니다. 하지만 아무리 칼륨이 풍부한 음식을 많이 먹는다고 해도 결국 나트륨 섭취를 줄이는 것이 가장 좋습니다.

여섯 번째, 신장 질환이 있을 때

신장은 수분과 전해질의 균형을 유지하는 역할을 합니다. 신장에는 하루에 1,800리터 정도의 혈액이 지나갑니다. 신장의 혈액을 배설하고 조절하며 몸은 항상성을 유지합니다. 신장이 제대로 작동하지 못하면 다리뿐만 아니라 손과 얼굴 등도 붓습니다.

이처럼 다리가 붓는 이유는 정말 다양합니다. 자세를 자주 바꾸면 혈액 순환을 도와 부기가 줄어듭니다. 누워서 다리를 심장보다 높게 올리는 하지거상법이 부기를 줄이는 데 특히 좋습니다. 종아리를 직접 마사지하거나 스트레칭하는 방법도 추천합니다. 또한 전신 근육을 잘 쓸 수 있는 운동을 하면 혈액 순환이 잘 되어 정체되어 있던 수분을 순환시킬 수 있습니다.

몸은 정체되면 굳고 붓습니다. 일하다가 잠깐이라도 움직이는 습관을 들여 보세요. 움직이는 습관은 다리 부기를 빼는 데 가장 좋은 방법입니다.

마흔부터 시작되는
만성 질환

—

세계보건기구(WHO)에서 정의한 만성 질환은 '오래 지속되거나 차도가 늦은 건강 상태나 질병'을 말합니다. 마흔이 되면 만성 질환이 하나둘 생기기 시작합니다. 만성 질환에는 당뇨, 고혈압, 고지혈증, 심장 질환, 만성 호흡기 질환, 뇌졸중, 비만, 암, 퇴행성 관절염 등이 속하지요. 만성 질환은 '생활습관병'으로도 불리며, 잘못된 식습관, 신체 활동 부족, 부족한 수면, 과도한 스트레스 등이 쌓여 발생합니다.

생활 습관이 관리되지 않으면 인체의 생리적 노화가 가속화됩니다. 몸이 찌뿌둥한 것을 떠나 쉽게 피로해지고 만성 질환 증세 중 하나일 수 있는 이상 증상이 생기기 시작합니다. 평소 건강하다고 느껴도 스스로 못 느낄 뿐 단계적으로 몸이 나빠집니다.

퇴행성 질환도 만성 질환입니다. 퇴행성 질환이란 '노화로 인해 시간이 지나면서 인체 기능이 악화되는 질환'을 뜻합니다. 만성 질환과 마찬가지로 퇴행성 질환도 관리가 필요합니다. 무릎 퇴행성 관절염, 허리디스크, 척추관협착증 등과 같은 흔한 근골격계 질환도 퇴행성 질환입니다. 적절한 조치가 없으면 일상생활의 질이 현저히 떨어져 신체적 문제뿐 아니라 정신적, 사회적 문제로 확대될 수 있습니다. 나쁜 자세와 부족한 활동량은 퇴행성 질환, 만성 질환으로 연결됩니다.

마흔 이후에도 운동을 게을리 하면 안 된다

40대 후반 지숙 님은 파킨슨병을 진단받았습니다. 파킨슨병은 '뇌간의 중앙에 존재하는 뇌흑질의 도파민계 신경이 파괴됨으로써 움직임에 장애가 나타나는 질환'입니다. 파킨슨병은 60대 이후에 흔히 발병한다고 하지만 이른 나이에도 생길 수 있습니다. 파킨슨병의 특징은 몸의 떨림, 구부정한 자세, 보행 장애, 근육 강직입니다.

이런 증상은 결국 부상으로 이어집니다. 구부정한 자세는 무게 중심을 앞으로 이동시켜 몸을 앞으로 쏠리게 만듭니다.

어느 날 지숙 님은 울퉁불퉁한 지면을 걷다가 넘어져 손목이 골절되었습니다. 손목을 재활하면서 파킨슨병 증상을 완화하기 위한 재활도 병행되었습니다. 약을 사용하면 증상을 일시적으로 완화할 수 있지만 구부정한 자세는 약으로 펼 수 없었습니다. 굽은 몸을 스트레칭으로 늘리고 근력 강화를 통해 무게 중심을 뒤로 이동시키고 보행 기능을 향상하는 운동을 꾸준히 진행했습니다. 그러자 지숙 님의 굽은 등이 조금씩 펴지고 걸음걸이에 자신감이 생겼습니다.

마흔 이후는 중대한 질병을 예방하기 위해 건강 관리에 관심을 가지고 실천해야 하는 시기입니다. 만성 질환이 생긴 경우 더 철저하게 관리해야 하지요. 퇴행성 근골격계 질환 예방은 40대에 시작해도 늦지 않습니다.

자세 교정에 늦은 시기란 없습니다. 마흔 이후에도 충분히 자세 교정이 가능합니다. 심지어 70대 후반의 경숙 님은 꾸준하게 자세를 교정하자 굽은 등이 반듯하게 교정되었습니다. 오랜 만에 만난 후배가 경숙 님의 뒷모습을 못 알아봤다고 합니다. 그 후배는 경숙 님이 나이가 있으니 굽어 있던 등이 펴질 거라곤 생각하지 못했겠지요. 경숙 님은 열 살은 더 젊어 보인다는 말을 들었다며 기뻐했고, 지금도 좋은 자세를 유지 중입니다. 이처럼 마흔 이후에도 꾸준히 노력하면 훨씬 젊고 건강하게 살 수 있습니다.

2장

피곤하면 뒷목부터 뻐근한 이유

목 통증 바로잡기

핵심은 목이 받는
무게를 줄이는 것

—

직장인 대부분이 목과 어깨가 뭉치고 무거운 느낌을 자주 호소합니다. 퇴근 시간으로 갈수록, 근무 시간이 늘수록 뒷목부터 뻐근하지요. 왜 그럴까요?

근육은 수축과 이완을 반복합니다. 근육이 수축하지 않으면 힘 발생이 덜 일어나고 움직임이 나타나지 않습니다. 근육이 이완하지 않으면 경직된 상태로 혈액 순환이 잘 되지 않고 근육과 관절의 가동 범위가 떨어집니다. 근육의 수축 이완 작용이 잘 일어나야 회복과 움직임이 좋아집니다.

먼저 '근피로'의 개념을 알 필요가 있습니다. 근피로는 '근육의 장력을 특정 수준으로 유지할 수 없는 현상, 처음 얼마 동안은 유지되지만 시간이 지날수록 수축력이 감소하는 상태'를 말합니다. 근피로는 근육을 약하게 만듭니다.

그렇다면 피곤하면 왜 뒷목부터 뻐근할까요? 아래 그림과 같이 목이 중력을 이기지 못하고 앞으로 숙여지면 반대쪽으로 버티는 뒷목 근육이 더 수축하기 때문입니다. 중력을 이기기 위해 뒷목 근육은 필사적으로 힘을 쓰고 있습니다. 보통 성인 머리 무게는 약 5킬로그램 정도입니다. 이 무게를 일곱 개의 경추(목 척추)와 주위 근육들이 버티면서 움직임이 일어나지요. 머리가 전방으로 1센티미터 이동할 때마다 중력으로 인해 2~3킬로그램의 부하가 더 실리게 됩니다. 근피로가 쌓이며 뒷목이 더 뻐근해질 수밖에 없지요.

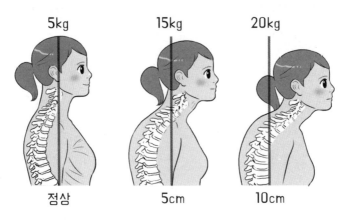

목과 경추에 생기는 부담

　　　　　　　　　　　　　　　　　　　　　　　　매일 통증

뻐근한 뒷목을 푸는 방법

뒷목이 뻐근할 때 목을 돌리며 '우두둑' 소리를 내는 분이 꽤 많습니다. 뼈가 교정되는 느낌과 시원한 느낌이 들어서 반복적으로 목 척추에 소리를 내는 것이지요. 이때 목 관절에서 나는 소리는 관절 사이 공간에 질소 기체가 빠져나가는 소리입니다. 일정 시간이 지나면 다시 소리가 납니다. '우두둑' 소리가 주는 심리적 안정감은 잠시입니다. 오히려 척추뼈가 더 틀어질 수 있습니다.

물리치료사와 의료 전문가가 하는 척추 교정은 엑스레이 등 영상 진단 장비를 보고 정확한 방법으로 안전하게 실행하는 방법입니다. 하지만 불편하다며 스스로 반복적으로 뼈를 맞추는 소리를 내면 뼈와 뼈는 부딪히고, 심한 경우 골극(뼈 신생물)이 생깁니다. 골극은 뼈와 뼈 사이의 신경을 누르거나 조직 손상의 원인으로 이어져 퇴행성 문제를 일으킵니다. '우두둑' 하는 시원한 소리가 '으아악' 하는 통증으로, 비명 지르는 소리로 바뀔 수 있습니다. 소리 내는 습관 대신 목을 뒤로 젖히는 신전 운동과 어깨를 펴거나 뒤로 돌리는 운동을 하면 좋습니다.

근본적으로 뒷목이 뻐근해지지 않으려면 목을 앞으로 숙이는 자세를 피하고 인체 중력선에 정렬하도록 맞춰야 합니다. 앉아서 컴퓨터 작업을 할 때도 모니터가 눈높이와 수평이 되는 게 좋습니다. 모니터가 눈높이보다 낮다면 고개가 숙여질 수밖에 없겠지요. 스마트폰을 사용할 때도 마찬가지입니다. 그래야 머리를 앞으로 숙여생길 수 있는 뒷목의 뻐근함을 예방할 수 있습니다.

더 좋은 방법은 자세를 자주 바꾸는 것입니다. 아무리 운동으로 강화해도 뒷목이 경직되는 것을 완전히 막지 못합니다. 근지구력 향상은 한계가 있기 때문입니다.

일자목, 거북목의
원인이 되는 자세

—

일자목과 거북목은 경추(목 척추)가 C자의 전만을 이루지 않고 1자
가 되거나 오히려 앞으로 나온 상태를 말합니다. 다음에 나오는 그

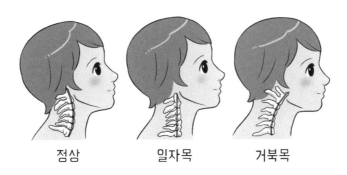

정상일 때의 목, 일자목, 거북목의 모습

림을 비교해 정상일 때의 목, 일자목, 거북목을 비교해 보세요. 도대체 일자목, 거북목은 왜 생길까요?

첫 번째, 시선이 물체와 평행하지 않고 아래로 내려갈 때

예를 들어 컴퓨터 모니터가 눈높이보다 낮은 경우 자연스럽게 고개가 떨어집니다. 일자목과 거북목은 단기간에 만들어지지 않습니다. 오랫동안 쌓여서 문제가 됩니다. 몸은 우리의 평소 자세를 그대로 보여 줍니다.

시선이 물체와 평행하다면 자세가 바르게 유지되고 스마트폰을 사용할 때도 눈높이에서 사용하면 괜찮습니다. 하지만 대부분의 사람들이 스마트폰을 내린 채 고개를 숙여 사용하지요. 그렇게 시간이 흐르면 뒷목이 뻐근해지고 어깨와 등이 굽을 수 있습니다. 고개를 숙인 자세에서 왼쪽이나 오른쪽 중 한쪽을 더 많이 보면 척추는 그 방향으로 휩니다. 근육 수축 성도를 살펴봐도 많이 쓰인 쪽으로 짧아져 있고 뭉쳐 있습니다. 고개를 숙이지 않고 시선 처리만 잘해도 일자목과 거북목을 예방할 수 있습니다.

두 번째, 과하게 턱을 당겨 꼿꼿한 자세일 때

보통 자세를 교정하기 위해 목을 당깁니다. 가볍게 살짝 당기는 정도는 교정에 도움이 됩니다. 이것을 '턱 당김' 동작으로 표현합니다. 하지만 턱을 일부러 심하게 당기면 독이 됩니다. 꼿꼿한 자세를 유지하기 위해 턱을 당기고 시선이 아래로 가는 직업군인에게 일자목이 생기기도 합니다. 그것을 '밀리터리 넥'이라고도 부르지요. 뭐든지 과한 상황은 피하는 것이 좋습니다.

세 번째, 엎드려 누워서 자는 자세

의자에 앉아 쉬는 시간에 엎드려 있거나 바닥에서 잘 때 엎드린 자세도 경추 만곡을 변화시킵니다. 고개를 한 방향으로 돌려서 자는 습관은 척추를 휘게 만듭니다. 그래서 자는 자세도 정말 중요합니다. 천장을 보고 똑바로 자는 것이 척추에 이롭습니다.

목은 머리를 떠받칩니다. 시선에 영향을 제일 많이 받고, 다음으로 몸통에 영향을 받습니다. 목이 정상적인 상태일 때 등이 굽은 경우는 찾기 힘듭니다. 등이 구부정하면 목이 자연스럽게 숙여진 상태에서 앞을 보기 위해 고개를 들게 되기 때문입니다. 구부정한 등으로 고개를 들어 앞을 보면 거북이처럼 목을 쭉 뺀 상태가 됩니다. 이렇기 때문에 목, 어깨, 등을 평가해서 자세 교정을 함께 하는 경우가 대부분입니다. 심지어 다리의 무게 중심 상태에 영향을 받는 경우도 있습니다. 거북목과 일자목이 목에서만 끝나는 문제가 아니라는 의미입니다.

거북목과 일자목은 경추의 정상 만곡을 위해 뒤로 젖히는 신전(펌) 운동을 해야 합니다. 신전 동작을 일곱 개의 경추 분절별로 살펴야 합니다. 자세는 관절, 근육에 영향을 많이 받지만, 신경 문제가 생겼는지도 살펴야 하지요. 자세와 통증은 직간접적으로 상호 작용이 일어납니다. 일자목, 거북목은 고개를 숙이지 않으면 절반은 성공이고, 어깨와 등을 포함해 모든 부위가 전체적인 균형을 이룰 때 회복이 빠릅니다.

두통의 시작,
상부 승모근

—

승모근은 수도승의 모자처럼 생겼다는 데에서 유래된 이름입니다. 승모근은 위치에 따라 상부, 중부, 하부 승모근으로 나뉩니다. 위치에 따라 근육이 지나가는 방향도 다르고 움직이는 역할도 다릅니다.

흔히 우리가 승모근이라고 말하는 승모근은 상부 승모근을 말합니다. 상부 승모근은 견갑골(날개뼈)을 위로 올리거나 상방회전(위쪽으로 회전)시킵니다. 중부 승모근은 견갑골을 안쪽으로 모으고, 하부 승모근은 견갑골을 아래로 내리거나 상방회전시킵니다.

상부 승모근은 뒤통수인 후두골에서 앞쪽의 쇄골 외측 3분의 1,
견봉(어깨봉우리)에 붙습니다. 상부 승모근은 오랜 시간 사용하거나
반복적인 동작을 하면 뭉치고 짧아집니다. 편두통 또는 뒷골이 당
기는 두통의 시작이 되기도 하지요.

근육마다 '트리거 포인트(Trigger point, TP)'라 불리는 통증유발점
이 있습니다. 근육을 많이 쓰면 단단하게 굳어서 띠를 형성하는데,
굳어진 띠에는 트리거 포인트가 생기며 살짝 만지거나 혹은 만지지
않아도 근육 또는 특정 부위에 통증이 나타납니다.

상부 승모근은 아래 그림과 같이 TP1, TP2에 트리거 포인트가 나
타납니다. 목을 타고 바깥쪽과 턱 모서리와 편두통을 일으키고(TP
1 해당 부위), 후두골(뒤통수뼈) 아래에도 통증을 일으킵니다(TP2). 두

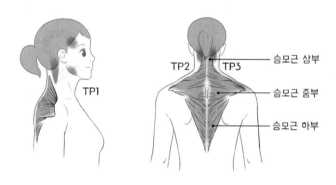

승모근과 트리거 포인트

통을 일으키는 근육은 상부 승모근을 비롯해 흉쇄유돌근, 교근, 측두근, 두·경판상근, 후두하근 등 여러 근육이 연관되지만, 상부 승모근으로 인해 두통이 동반되는 경우가 가장 많습니다. 평소에 많이 쓰이는 근육이기 때문이지요.

원인 모를 두통은 승모근 문제일 수 있다

두통은 뇌 질환이 있거나 스트레스(신경성 또는 긴장성 두통)를 받거나 열이 심할 때, 심지어 치아 문제로도 생길 수 있습니다. 영상진단 기기 또는 검사를 통해 뇌 질환처럼 명확하게 원인이 없는 경우 대부분 긴장성 두통입니다.

긴장성 두통은 근육이 긴장해서 발생한다는 의미에서 근육성 두통으로도 불립니다. 앞서 말한 것처럼 자세가 나쁘거나 특정 근육이 많이 쓰이면 긴장성 두통이 생길 수 있습니다. 상부 승모근은 자주 두통의 시작점이 됩니다.

30대 초반 민우 님은 3년간 두통으로 고생했습니다. 직업이 프로그래머였기에 종일 컴퓨터 작업을 해야 했지요. 병원에 가도 큰 문제가 없다는 진단을 줄곧 받았습니다. 하지만 항상 두통이 있어 바지 주머니에 진통제를 준비하고 증상이 나타날 때쯤 먹었습니다. 그러면 증상이 줄어들었지만 그때뿐이었습니다. 두통이 심해지면 약도 소용없었습니다. 여러 병원을 가 봐도 원인을 찾을 수 없었습니다.

저에게 찾아 온 민우 님의 자세 평가 결과 상부 승모근이 과도하게 활성화되어 있고, 둥근 어깨와 편평 등 상태로 목과 어깨 불균형이 심했습니다. 승모근을 이완하고 자주 할 수 있는 스트레칭 방법을 알려 주며 하나씩 자세를 교정했습니다.

2개월 후 두통은 많이 줄어들어 일상생활을 하는 데 문제가 없을 정도로 회복되었습니다. 상부 승모근이 가장 문제였고, 목, 어깨, 등까지 이어지는 근육 불균형 원인을 해결하니 두통이 사라졌습니다. 민우 님은 추가로 사무실에 의지도 등받이가 흔들리지 않는 의자로 교체했습니다. 자세를 교정하고 의자를 몸에 맞게 바꾸니 두통은 시리지고 건강을 되찾았습니다.

상부 승모근은 예민하고 민감하기 때문에 근육을 부드럽게 풀어야 합니다. 스트레칭도 가볍게 해야 하지요. 어깨가 뭉쳐 두통이 심하다고 세게 마사지하면 그때는 시원하지만 오히려 통증이 증가합니다. 근육이 큰 자극을 스트레스로 인식하면 몸을 보호하기 위해 '근방어 기전'이 일어납니다.

뭉치고 짧아져 굳은 근육은 살살 풀어야 더 잘 풀립니다. 예를 들어 화난 사람의 기분을 봐가면서 살살 달래야 하는데, 더 자극하면 큰 싸움이 나는 상황과 같습니다. 상부 승모근은 어깨 뭉침뿐만 아니라 두통이 생겼을 때 먼저 살펴야 하는 근육입니다.

손이 저린 이유도
목 때문이다?

—

    30대 중반 건장한 체격의 희성 님은 오른쪽 손과 팔을 어루만지며 치료실을 들어왔습니다. 팔꿈치 바깥쪽과 엄지, 검지, 중지 부위가 저리고 불편한 지 2개월이 지났다고 했습니다. 어떨 때는 감각이 둔해지고 힘이 빠지는 듯한 느낌이 들고, 스스로 아픈 부위를 주무르고 스트레칭을 해도 그때뿐이었습니다. 평소 웨이트 트레이닝과 조깅을 즐기며 건강을 자신했던 터라 '괜찮아지겠지' 생각했는데 오래 가니 슬슬 불안해져서 찾아왔다고 했습니다.

    희성 님의 목 상태를 평가하기 위해 목을 앞으로 숙이고 뒤로 젖히고 좌우로 회전해 보았습니다. 고개를 앞으로 완전히 숙일 때 증상이 증가하고, 왼쪽으로 회전할 때도 약간 증상이 있었습니다. 결국 목 문제였습니다. 목의 신경이 눌려서 저리거나 둔한 감각이 생길 수 있다고 하자, 희성 님은 의아하게 쳐다보며 "손이 저린데 왜 목이 문제인가요?"라고 반문했습니다. 아픈 부위가 곧 원인이라고 생각한 것이지요.

'피부 분절'은 척추 분절마다 피부에 통증을 느끼는 영역을 말합니다. 예를 들어 경추 6번과 7번에 문제가 생기면 팔 바깥쪽, 엄지, 검지, 중지에 저림 증상이 생기고 심한 경우 힘이 빠지는 문제가 발생합니다. 딱 희성 님의 통증 해당 부위이지요.

대부분 외상은 아픈 부위가 원인이지만 신경 문제라면 달라집니다. 신경은 아픈 부위에 분포되어 있지 않고 저 멀리 부위까지 연결됩니다.

경추(목 척추)는 일곱 개, 목 신경은 여덟 개고, 뼈와 뼈 사이에는 디스크가 존재합니다. 디스크 구조물 중 수핵이 역학적 스트레스에 의해 후방 또는 옆쪽으로 튀어나와 신경을 누르면 해당 신체 부위에 문제가 생깁니다. 보통 통증의 느낌이 저리거나 찌릿찌릿하거나 당기면 신경 문제를 의심합니다. 목디스크로 인한 손 저림은 일반적인 반응입니다.

목디스크가 생기는 자세

회성 님에게 왜 목디스크가 생겼을까요? 이유는 다양합니다. 먼저 회성 님은 사무직에 종사합니다. 종일 앉아서 컴퓨터 작업을 합니다. 모니터 위치를 물어보니 눈높이보다 아래에 있다고 했습니다. 목을 앞으로 숙이는 자세로 몇 시간을 일하는 것이지요. 목을 앞으로 숙이면 디스크 내 수핵은 후방으로 이동합니다. 심지어 모니터를 두 대 사용하는데, 왼쪽으로 치우쳐 있다고 했습니다. 고개를 숙이면서 왼쪽을 많이 보니 수핵이 후방에서 오른쪽으로 이동하고 오른쪽 손이 저린 것입니다. 목을 앞으로 숙일수록 버텨야 할 머리 무게가 증가하니 목 척추 디스크에 부하가 많이 실립니다.

평상시 모니터를 눈높이에 두도록 놓고, 어느 한쪽으로 치우치지 않게 최대한 중앙에 배치하도록 조언했습니다. 그리고 목을 뒤로 부드럽게 젖히는 신전(폄) 운동과 목 주위 근육 강화를 위한 안정화 운동을 진행했습니다.

하지만 여기서 끝이 아닙니다. 손 저림은 목 신경이 원인지만 근육 상태도 살펴야 합니다. 목 척추 사이에서 신경이 나오는데 쇄골 밑을 지나 겨드랑이 쪽에서 갈라집니다. 가슴 근육이 짧거나 뭉친 경우에도 팔이 저릴 수 있지요. 이를 가슴 쪽 공간(쇄골과 1번 갈비뼈 사이)에서 문제가 나타난다고 해서 '흉곽출구 증후군'이라 부릅니다.

또한 희성 님은 웨이트 트레이닝을 자주 한다고 합니다. 그중에서 '벤치프레스'처럼 팔을 앞으로 뻗는 가슴 근육 운동을 많이 하는 경우 근육이 짧아지고 뭉쳐 신경이 눌리기도 합니다. 앉아 있을 때 자세가 구부정해도 근육이 짧아지고 뭉쳐 신경을 누르지요. 웨이트 트레이닝을 하기 전후로 스트레칭에 신경 써야 합니다.

희성 님에게 가슴 근육인 대흉근과 소흉근을 손으로 직접 풀고 어깨를 뒤로 젖히는 스트레칭 방법을 알려 주었습니다. 특히 웨이트 트레이닝 전과 후뿐만 아니라 중간에도 스트레칭을 하도록 강조했습니다.

대부분 근골격계 문제는 잘못된 자세 또는 운동, 과도한 업무로 인해 발생합니다. 한 가지 이유로 통증이 발생하면 해결이 쉽습니다. 하지만 한 가지 이유로 통증이 만성이 되는 경우는 드물지요. 몸은 간단하지 않습니다. 다양한 원인과 변수에 의해 회복에 차이가 나고, 나쁜 자세를 피하고 평소 관리를 어떻게 하는지에 따라 더욱 차이가 납니다. 항상 원인을 살펴야 근골격계 통증에서 벗어날 수 있습니다. 특히 만성 통증일수록 더욱 그렇습니다.

목이 뭉쳐 있으면
뇌가 굳는다

—

　40대 후반 금융권 종사자인 상민 님은 잦은 두통과 더불어 기억력이 많이 나빠졌다며 불편함을 호소했습니다. 대학병원에서 검사해도 뚜렷한 원인을 발견할 수 없었습니다. 스트레스가 원인이라는 이야기만 들었고, 잠이 안 올 때를 위해 수면제만 처방받았습니다. 상민 님은 이제 나이가 들어 머리가 잘 돌아가지 않는 것 같다며 괴로워했습니다.

　상민 님의 몸은 아주 뻣뻣했습니다. 뭉친 목은 돌덩이처럼 딱딱하기까지 했습니다. 치료 중 대부분의 시간을 목을 부드럽게 하는 데 집중했습니다. 치료를 시작하고 한 달 후 상민 님의 기억력은 확

좋아지진 않았지만, 전보다 머리가 맑아졌다며 기뻐했습니다.

상민 님뿐만 아니라 목이 뭉쳐 있는 사람은 꽤 많습니다. 아니 목이 안 뭉쳐 있는 사람을 찾기가 더 어려운 것 같습니다. 근골격계 질환이 있거나 그렇지 않은 사람도 목이 쉽게 뭉칩니다. 중력에 대항하는 목 뒤 근육과 앞으로 숙이며 짧아지고 약해지는 목 근육은 뭉침에 취약합니다. 고개를 숙이거나 무거운 물건을 드는 동작은 목 뭉침에 나쁜 영향을 주는 습관이지요. 그렇다면 목 뭉침이 뇌에도 영향을 줄 수 있을까요?

목은 몸의 안정성을 결정한다

심장에서 뿜어져 나온 혈액은 혈관을 따라 뇌로 연결됩니다. 목 주위에 근육이 뭉쳐 있으면 혈액 순환에 직간접적으로 영향을 미칠 수 있지요. 스트레스나 깜짝 놀랄 일이 있으면 우리 몸은 교감신경의 영향으로 경직됩니다. 교감신경이 활성화되면 혈관이 축소되고 혈액 순환 문제가 발생합니다. 목 뒤의 근육이 뻣뻣해질 뿐만 아니라 앞쪽까지 경직되지요.

목 앞쪽에는 경동맥이라 불리는 큰 혈관이 있습니다. 경동맥은

말 그대로 목에 큰 혈관으로 대뇌에 혈류를 공급합니다. 뒤쪽에도 대후두공(두개강과 척주관을 잇는 통로)을 통해 추골동맥이 뇌에 혈액을 공급합니다. 목이 뭉쳐 있으면 뇌로 가는 혈류 흐름에 간접적인 영향을 미칠 수 있습니다. 몸 회복은 균형과 순환의 상호 작용이기 때문입니다.

목에는 상승모근을 비롯해 경판상근, 두판상근, 후두하근, 견갑거근, 흉쇄유돌근, 사각근 등 주요 근육이 있습니다. 주요 목 근육은 목 척추의 정렬과 순환에 영향을 미치는데, 목 뭉침은 자세뿐만 아니라 편두통, 어지럼증, 우울증, 불면증, 공황장애 등까지 일으킬 수 있습니다. 즉 뇌가 제대로 기능할 수 없도록 만드는 것이지요. 따라서 목만 잘 풀어도 눈이 맑아지고 정신이 또렷해집니다. 주요 목 근육은 목 척추 움직임과 안정성을 제공하는 역할뿐만 아니라 혈액 순환과 자율신경 조절에 영향을 미칩니다.

평소 앉아서 일하는 사람, 스마트폰을 많이 사용하는 사람을 포함해 목을 자주 숙이는 사람은 목이 쉽게 뭉칩니다. 목이 뭉쳐 근피로가 생기면 업무 능력도 자연스럽게 떨어집니다. 잦은 야근과 과로로 고생하다가 휴가를 다녀오면 전보다 몸이 부드러워진 것처럼 느껴질 때가 있지요. 적절한 휴식은 경직된 몸을 풀 수 있는 시간입니다. 평소 목 주위 근육을 잘 풀어 이완하고, 스트레칭하며 근육을 늘려 주면 목 상태는 자연스럽게 좋아집니다.

스마트폰이
내 목을 망가뜨린다

—

주위에 앉아 있는 사람을 한번 살펴보세요. 어떤 자세를 취하고 있나요? 대부분 스마트폰을 들고 목을 푹 숙이고 있을 것입니다. 스마트폰으로 SNS를 이용하거나 유튜브 영상을 뚫어지게 시청하지요. 스마트폰이 우리 일상을 편리하게 만들어 준 것은 부정할 수 없지만, 장점 뒤에는 단점도 존재합니다.

특히 잘못된 스마트폰 사용은 경추(목 척추)에 좋지 않은 최악의 자세를 만듭니다. 경추는 고개를 숙이는 순간 부하를 받기 시작하고, 앞서 밝힌 것처럼 목이 숙여질 때마다 볼링공 무게의 부하를 받습니다.

경추에는 일곱 개의 척추뼈가 있습니다. 척추뼈 사이에는 추간판이 있고, 인대와 신경 조직이 위치합니다. 척추 주위에는 여러 근육이 붙어 있어 목이 움직일 때 안정성을 제공합니다.

스마트폰을 보기 위해서 머리, 특히 눈의 위치가 점점 낮아질 때마다 수핵은 뒤로 밀리게 됩니다. 목 앞쪽의 흉쇄유돌근 같은 굽힘 근육은 짧아지고 긴장됩니다. 또한 목 뒤쪽에 위치한 신전 근육(후두하근, 두판상근, 경판상근)은 중력을 이겨 자세를 유지하기 위해 뻣뻣해집니다. 결국 뒷목이 뭉치고 경직됩니다. 만약 목 뒤쪽에 신전 근육이 기능을 잃으면 강제로 땅을 쳐다보고 다니는 심각한 체형으로 변할 수 있습니다.

고개를 숙이는 자세가 처음부터 문제되지는 않습니다. 고착화된 자세로 시간이 쌓여 목이 버티지 못할 때 통증이 시작되고 기능이 제한됩니다.

낮은 책상에 노트북을 사용하는 경우 모니터 위치가 낮아서 고개가 더 숙여지고, 고개를 숙여 문서를 검토하는 직업이나 책에 필기하는 학생도 어쩔 수 없이 고개를 숙이게 되지요. 제가 자주 가는 김밥집 사장님 역시 김밥을 쌀 때 고개를 항상 숙이고 계십니다. 볼수록 안타까운 모습이었습니다.

내 목과 척추를 지키는 방법

그럼 목 척추를 지키는 가장 좋은 자세는 뭘까요? 되도록 목이 숙이지 않게 하는 것이 관건입니다. 업무 자체가 고개를 숙일 수밖에 없는 직업은 최소 20분에 한 번씩 자세를 바꿔야 합니다. 아무리 강한 근력을 가진 사람도 20분 이상 버티기 힘들기 때문입니다. 고개 숙이는 습관을 줄이는 것이 일자목과 거북목 같은 목 변형과 목디스크 등 척추 질환을 예방하는 가장 좋은 방법입니다.

또한 목을 굽히는 반대 방향인 뒤로 젖히는 신전 운동을 하면 좋습니다. 뒤로 고개를 천천히 젖혀서 천장을 보는 자세입니다. 신전 운동을 할 때는 뒤로 천천히 움직이는 것이 중요합니다. 급하게 움직이면 삐끗하는 염좌가 생겨 고생할 수 있습니다. 만약 목을 뒤로 젖힐 때 통증이 있다면 신전 운동을 멈춰야 합니다. 뒤로 젖힐 때도 통증이 있다면 관절이나 뼈에 문제가 생긴 경우이기 때문이지요.

마지막으로 뒤로 젖힌 상태에서 목을 더 늘리겠다고 반동을 주며 튕기듯 스트레칭하면 안 됩니다. 천천히 부드럽게 해야 탈이 없습니다. 좋은 운동도 주의하지 않으면 오히려 목이 더 망가지는 안 좋은 결과를 낳을 수 있습니다. 목 질환이 심각한 경우는 반드시 병원에서 진단과 적절한 처방을 받아야 합니다.

통증에서 해방되는 3분 목 운동

1. 호흡(들숨, 날숨) 확인 운동
횟수: 5회 × 3세트

체형 교정 전 가장 먼저 살펴야 하는 건 호흡 패턴입니다. 들숨과 날숨 때 흉곽 주위 호흡 근육과 뼈와 관절 움직임을 확인해 보세요. 그 다음 들숨과 날숨의 비율이 1:2가 되도록 천천히 늘려나가면 됩니다. 신체는 날숨이 들숨보다 2배 길어야 이완이 잘 됩니다. 평소 뻣뻣하거나 스트레스를 받는 경우 날숨에 집중해서 몸의 긴장을 풀어보세요.

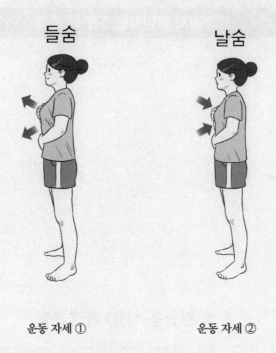

들숨   날숨

운동 자세 ①   운동 자세 ②

준비 자세

① 오른손은 가슴에 놓고, 왼손은 배 위에 올려놓는다.

운동 자세

① 들숨 때 가슴은 전상방, 배는 전방으로 부풀어 오르는지 확인한다.

② 날숨 때 처음 준비 자세로 가슴과 배가 돌아가야 한다.

③ 가슴, 배 중 움직임이 잘 안 일어나는 부위를 집중적으로 연습한다.

④ 들숨 3초 날숨 6초, 들숨 4초 날숨 8초 등 1:2 비율에 맞게 단계적으로 늘려 나가는 것이 좋다.

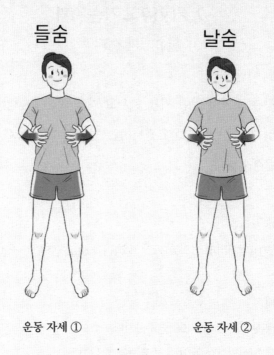

들숨 　　　　　 날숨

운동 자세 ①　　　　　　　　운동 자세 ②

준비 자세

① 손을 각각 갈비뼈 옆에 놓는다.

운동 자세

① 들숨 때 갈비뼈 벌어지며, 옆으로 부풀어 오르는지 확인한다.

② 날숨 때 처음 준비 자세로 갈비뼈가 돌아가야 한다.

③ 들숨과 날숨 때 갈비뼈 움직임이 떨어지는 곳을 집중적으로 연습한다.

④ 들숨 3초 날숨 6초, 들숨 4초 날숨 8초 등 1:2 비율에 맞게 단계적으로
   늘려 나가는 것이 좋다.

2. 키 키우고 가슴 펴기

횟수: 5회 × 3세트

   이 운동은 숨겨져 있던 키를 키우고 가슴 펴는 운동입니다. 중력 중심선을 따라 신체를 다시 정렬하는 방법이지요. 상체 교정에 꼭 필요한 운동입니다.

준비 자세

① 다리를 어깨너비로 벌리고, 시선은 정면을 보고 선다.

운동 자세

① 위로 키를 키우듯 머리를 들어 올린다.

② 가슴을 전상방으로 들어 올려 흉곽을 확장시킨다.

③ 3초간 유지한다.

TIP

☑ 가슴을 들어 올릴 때 허리를 젖히지 않도록 한다.

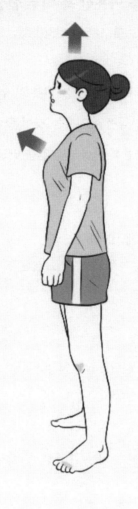

운동 자세

3. 수건을 이용한 목 척추 신전 운동

횟수: 5회 × 3세트

　고개를 숙이며 생활하는 직업군은 거북목, 일자목이 생기기 쉽습니다. 목 척추는 C자 만곡을 유지하는 것이 좋습니다. 목 척추를 신전(폄)하면서 수건을 이용해 만곡 움직임을 만드는 운동입니다.

준비 자세

① 수건 긴 쪽을 두 번 길게 접는다.

② 양손으로 수건을 잡고, 목 뒤쪽에 수건을 놓는다.

운동 자세

① 목을 천천히 뒤로 젖힌다.

② 잡은 수건을 화살표 방향으로 살짝 당긴다.

③ 숨을 내쉬며 3초간 유지한다.

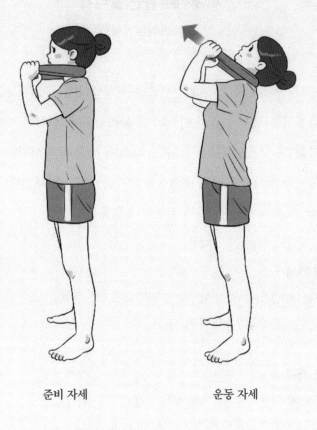

준비 자세   운동 자세

TIP.

☑ 목을 젖힌 후 수건을 당겨 가볍게 움직인다.

☑ 목 척추 질환이 있는 경우 무리하게 수건을 당기지 말고 조심히
따라 한다.

4. 흉쇄유돌근 늘리기

횟수: 5회 × 3세트

흉쇄유돌근은 목 앞쪽에 한쌍으로 위치합니다. 흉쇄유돌근이 양쪽 작용하는 경우 목을 숙이는(굴곡) 동작입니다. 한쪽만 쓰이는 경우 목을 회전하는 역할을 합니다. 평소 목을 오래 숙이거나 한쪽으로 회전해 생활하는 경우 흉쇄유돌근이 짧아지고 약해집니다. 흉쇄유돌근의 비대칭은 얼굴, 턱 비대칭과 두통을 일으킬 수 있습니다.

준비 자세
① 오른쪽 엄지손가락 안쪽 면으로 왼쪽 쇄골 위에 올려놓는다.
② 왼손은 손바닥이 보이게 위치한다.

운동 자세
① 얼굴로 오른쪽 천장을 보듯 목을 뒤로 젖히고 회전한다.
② 목을 젖힌 상태에서 10초간 유지하며 숨을 내쉰다.
③ 반대쪽도 동일하게 실시한다.

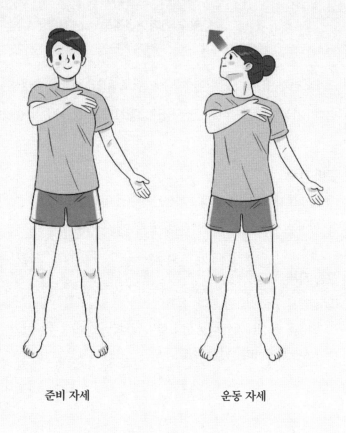

준비 자세   운동 자세

TIP

☑ 쇄골이 올라가지 않도록 잘 고정한다.

☑ 스트레칭을 빠르게 하거나 팅기듯 반동을 주지 않는다.

5. 가오리 운동

횟수: 5회 × 3세트

가오리가 움직이듯 팔과 가슴을 뒤로 펴는 동작을 응용한 운동입니다. 거북목, 둥근 어깨, 굽은 등을 동시에 교정할 수 있습니다.

준비 자세

① 다리를 어깨너비로 벌리고 시선은 정면을 바라본다.
② 양 팔꿈치를 구부리고 손깍지를 낀 후 뒤통수에 놓는다.

운동 자세

① 양팔을 뒤로 최대한 편다.
② 양팔을 편 상대에서 턱을 뒤로 살짝 당긴다.
③ 5초간 유지하며, 숨을 내쉰다.

TIP

☑ 과도하게 턱을 당기거나 허리를 젖히지 않는다.

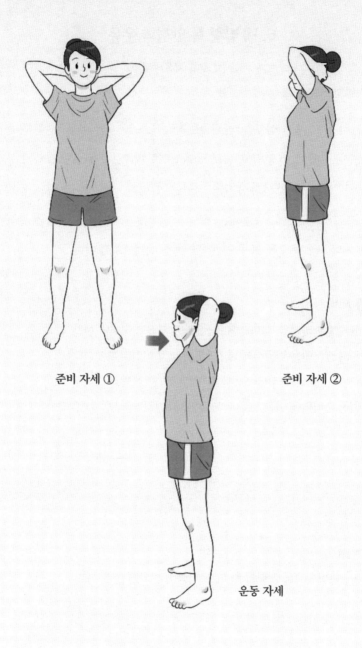

준비 자세 ①

준비 자세 ②

운동 자세

6. 네 방향 목 안정화 운동

횟수: 4회 × 3세트

목 척추 주위는 심부 근육과 표층 근육으로 나뉩니다. 표층 근육은 큰 움직임에 사용되고 심부 근육은 목 척추, 견갑골(날개뼈)에 붙어 목과 머리를 안정화시키는 역할을 합니다. 안정화 운동은 등척성 수축(근육 길이에는 변화 없는 수축 상태)으로 해야 심부 근육을 활성화합니다. 네 방향을 모두 한 번씩 했을 때가 1회입니다.

운동 자세

① 오른쪽 손바닥을 이마에 대고 2초간 살짝 버티며 유지한다.
② 왼쪽 손바닥을 뒤통수에 대고 2초간 살짝 버티며 유지한다.
③ 오른쪽 손바닥을 머리 오른쪽에 대고 2초간 살짝 버티며 유지한다.
④ 왼쪽 손바닥을 머리 왼쪽에 대고 2초간 살짝 버티며 유지한다.

TIP

☑ 손바닥으로 저항을 줄 때 움직임이 생기면 안 된다.

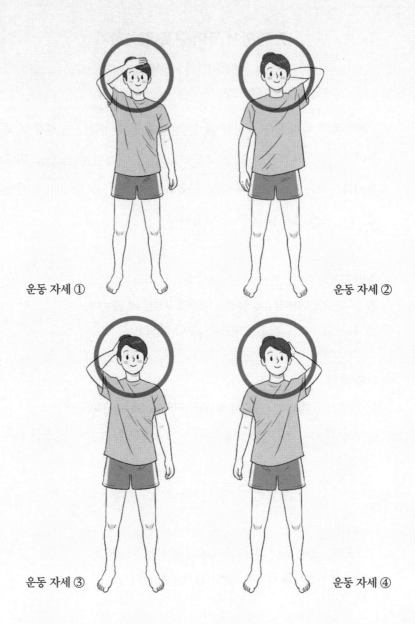

운동 자세 ①

운동 자세 ②

운동 자세 ③

운동 자세 ④

7. 앉아서 코어 근육 강화하기

횟수: 10회 × 3세트

거북목과 일자목을 교정할 때 목 척추 운동에서 끝나면 자세가 되돌아가기 쉽습니다. 무릎을 구부리고 앉은 자세에서 몸통을 뒤로 유지하는 이 운동은 인체 중심 근육과 코어 근육을 동시에 활성화해 자세 교정 효과를 높일 수 있습니다.

준비 자세
① 두 다리를 어깨너비로 벌리고 무릎을 구부린 후 앉는다.
② 두 팔을 바닥과 수평이 되도록 앞으로 뻗는다.

운동 자세
① 몸통이 구부려지지 않도록 상체를 세운 상태로 뒤로 이동한다.
② 복근에 힘이 들어가는 것을 느끼며, 턱을 살짝 당겨 자세를 5초간 유지한다.

TIP
☑ 목, 어깨, 등이 구부려지지 않도록 상체를 세운다.
☑ 발뒤꿈치를 지면에 떨어지지 않도록 한다.

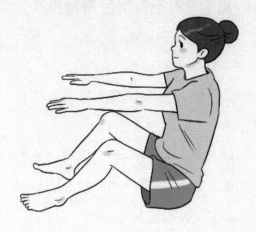

준비 자세

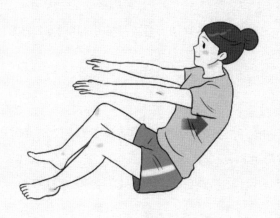

운동 자세

8. 잠자기 전에 하는 턱 당기기

횟수: 4회 × 3세트

　고개가 앞으로 숙여진 상태에서 생활하는 경우 목 앞쪽 근육이 짧아지고 약해집니다. 오래 숙인 상태가 유지되면 목 뒤쪽의 신전근은 중력을 이기며 자세를 유지합니다. 뒷목이 뻣뻣해지는 이유 중 하나이지요. 가볍게 턱을 당기는 동작으로 목 심부 골곡근을 안정화시킬 수 있습니다. 잠자기 전 똑바로 누운 상태에서 가볍게 턱 당기기 운동을 해 보세요.

준비 자세
① 천장을 보고 똑바로 누운 후 양 무릎을 구부며 발바닥을 지면에 댄다.
② 양 손바닥이 하늘을 향하게 놓는다.

운동 자세
① 턱을 까딱하는 느낌으로 가볍게 턱을 안쪽으로 당기고(화살표 방향), 2초간 유지한다.
② 턱을 살짝 당길 때 날개뼈도 바닥을 동시에 누르며 유지한다.

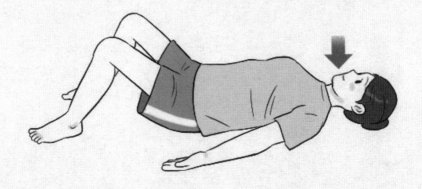

운동 자세

TIP

☑ 뒤통수가 지면에서 들리면 안 된다.
☑ 목 앞쪽과 뒤쪽에 힘이 많이 들어가면 안 된다.

3장

어깨가 무너지면
몸이 무너진다

어깨 통증 바로잡기

팔을 들 때마다
뚝 소리가 난다면

—

기계가 녹슨 상태에서 작동될 때 '끽' 소리가 나는 것처럼 신체 곳곳도 소리로 우리에게 신호를 보냅니다. 팔을 위로 들어 올릴 때나 돌릴 때 어깨에서 소리가 나지요. 뚝 소리와 함께 통증이 동반되거나 팔을 완전히 들어 올리지 못하는 기능 제한이 생기기도 합니다. 통증과 기능에 제한이 없더라도 어깨에서 뚝 소리가 난다면 어깨 질환으로 이어질 확률이 높습니다. 몸은 부드럽게 잘 움직이면 소리가 나지 않습니다.

팔을 들 때마다 뚝 소리가 난다면 '어깨 충돌 증후군'을 의심할 수 있습니다. 어깨 충돌 증후군은 말 그대로 어깨 구조물이 팔을 들어 올릴 때 부딪혀서 나타나는 증상입니다. 어깨를 이루는 해부학적 구조 중 견갑골(날개뼈)의 견봉과 상완골(위팔뼈)의 대결절 부위인 견봉 아래 공간에는 어깨 힘줄, 점액낭 등 조직이 위치합니다. 팔을 들어 올릴 때 견봉 아래 공간에서 순간적으로 구조물이 집히거나 이두근 힘줄이 튕기면서 뚝 소리가 나는 것이지요. 어깨 충돌 증후군은 어깨가 굽어 있는 좋지 않은 체형과 무거운 물건을 잘못 들어 올리거나 반복적인 동작, 외상 등으로 일어납니다.

어깨 질환은 구부정한 어깨에서 시작된다

어깨 질환은 대부분 외상이 아니라면 어깨가 앞으로 둥글게 말리는 라운드숄더, 즉 둥근 어깨가 문제이지요. 어깨가 말려 있으면 등도 구부정한 경우가 많습니다. 목도 자연스럽게 앞으로 숙이게 되지요. 인체의 거의 모든 구조물이 그렇습니다. 관절마다 움직임이 일어나는 듯 보이지만 다 함께 쓰입니다. 이때 부위별로 얼마나 더 주동적으로 쓰이느냐에 차이가 있을 뿐입니다. 필연적으로 여러 관절과 근육은 연결되어 있어 신체가 좋아질 때도 나빠질 때도 서로 영향을 미칩니다.

신체 문제를 해결할 때 역학적인 관점에서는 몸을 3차원적 구조물로 바라보고 접근해야 합니다. 어깨도 전후, 좌우, 상하에 조직들의 연관성을 살펴야 하지요. 어깨 충돌이 일어나지 않고 부드럽게 일어날 수 있게 여유 공간을 만드는 것이 중요합니다.

어깨 충돌 증후군의 재활 방법은 등을 펴고 견갑골을 해부학적 위치로 되돌리는 것입니다. 보통 팔은 옆으로 180도까지 들어 올릴 수 있습니다. 이때 견갑상완리듬이 2대 1 비율로 조화롭게 움직이기 위해서 관절와상완관절은 120도, 견흉관절은 60도가 되는 게 좋습니다. 거기에 상완골(위팔뼈)이 내회전이 아닌 외회전된 상태로

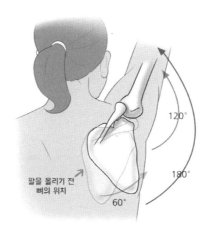

적절한 견갑상완리듬

움직이게 합니다. 이렇게 등, 견갑골, 상완골이 부딪히지 않고 톱니바퀴 맞물리듯 사용되면 어깨 충돌을 막을 수 있습니다.

　만약 팔을 들어 올릴 때 통증과 함께 뚝 소리가 크게 나면 팔을 들어 올리는 동작을 멈춰야 합니다. 좁아진 견봉 아래 공간에 팔을 들어 올릴 때마다 부딪히며 안에서 상처가 덧나기 때문입니다. 안에서 부딪히고 긁혀 상처가 생겼는데 무리하게 올리면 더 증상이 심해지니, 어깨 치료 기간이 길어질 수밖에 없습니다. 충돌되는 공간의 구조물이 부딪히지 않게 넓어지면 소리가 줄어들다가 없어집니다. 뚝 소리는 영구적으로 남는 증상이 아닌 교정하면 해결되는 증상이니 너무 걱정하지 마세요.

어깨 구조를
알아야 하는 이유

—

인체는 해부학적 위치가 정말 중요합니다. 해부학적 위치는 뼈, 관절, 근육 등 인체를 움직이고 구성하는 조직의 지표입니다. 해부학적 위치는 각 조직의 이상적인 정렬을 말합니다. 우리가 다치거나 재활할 때 해부학적 위치를 기준으로 판단하지요. 해부학적 위치는 재활, 치료 영역에서 서로 소통할 수 있는 기본이자 약속이라고 할 수 있습니다.

더 자세히 말하면 해부학적 위치는 구조를 지칭합니다. 구조는 기능으로 연결됩니다. 간단히 말하자면 구조가 틀어지면 기능이 떨어지고, 구조가 좋으면 기능이 좋아질 확률이 높아집니다.

어깨는 여러 구조물의 결합이다

그렇다면 어깨는 어디일까요? 팔이 올라가는 부위나 어깨 뭉침이 생기는 상승모근을 가리키는 사람이 많습니다. 사실 어깨는 단순한 구조물이 아니기 때문에 '어깨 복합체'라고 표현합니다. 복합체, 말 그대로 하나의 뼈나 관절이 아닙니다. 흉골(복장뼈), 쇄골(빗장뼈), 늑골(갈비뼈), 견갑골(날개뼈)이 관절을 이루고, 흉골과 쇄골이 만나 흉쇄관절이 됩니다. 그렇게 뼈와 뼈가 관절을 이뤄 흉쇄관절(복장빗장관절), 견쇄관절(봉우리빗장관절), 관절와상완관절(오목위팔관절), 견흉관절(어깨가슴관절)을 이루지요.

보통 어깨의 움직임을 관절와상완관절의 아홉 개 움직임으로 설명합니다. 굴곡, 신전, 외전, 내전, 외회선, 내회전, 수평외전, 수평내전, 회선이 일어나지요. 아홉 개의 동작을 하는 동안 흉쇄관절, 견쇄관절, 견흉관절이 동반되어 일어납니다. 흉쇄관절, 견쇄관절, 견흉관절도 관절마다 관절 움직임이 존재하지요. 어깨의 움직임의 대부분이 관절와상완관절과 견흉관절에서 일어납니다. 그래서 치료나 운동을 할 때 관절와상완관절과 견흉관절에 더 집중적으로 접근해야 합니다.

어깨 질환과 통증은 해부학적 위치에서 벗어날 때 문제가 생깁니다. 어깨 구조와 기능은 정말 중요하기 때문에 이를 제대로 알고 움직여야 합니다. 야구선수 중 투수의 경우 어깨의 관절 가동 범위가 더 큽니다. 더 큰 범위로 젖히고 움직여야 더 빠르고 멀리 던질 수 있기 때문입니다.

어깨는 구조적으로 견갑골의 움직임이 좋아야 아홉 개의 어깨 움직임이 원활해집니다. 견갑골이 나쁜 위치로 바뀌면 체형도 불균형해지고 어느 순간 오십견, 어깨힘줄염, 회전근개 파열 등 어깨 질환으로 이어집니다. 어깨 구조와 기능을 알고 나쁜 체형을 예방하면 어깨 질환도 예방할 수 있습니다.

어깨 복합체에 네 개의 뼈와 네 개의 관절만 있지는 않습니다. 뼈와 뼈 사이는 인대가 안정적으로 잡아 주고 과도한 움직임을 제한합니다. 점액낭, 관절낭에는 부드럽게 움직일 수 있도록 도와주는 윤활액이 있습니다. 그래도 가장 중요한 것은 실질적인 움직임을 일으키는 근육이지요. 어깨 통증이 생겼을 때는 근육을 이완하고, 스트레칭하고, 운동하고, 움직임을 조절하며 치료합니다.

뭉친 승모근이
고민이라면

—

현대인의 어깨는 쉽게 뭉칩니다. 컴퓨터 작업을 할 때, 무거운 물건을 들 때, 팔을 위로 뻗을 때 등 어깨를 앞과 위로 들어 올리는 동작을 쉴 새 없이 하기 때문입니다. 어깨가 뭉치면 '승모근 때문이구나' 하고 바로 알 정도입니다.

승모근은 '상부 승모근(상승모근)', '중부 승모근(중승모근)', '하부 승모근(하승모근)'으로 나뉩니다. 상승모근은 앞서 설명했듯이 어깨 뭉침뿐만 아니라 두통, 어지러움에도 영향을 미칩니다. 경직된 상승모근은 스트레스나 긴장된 상황에서도 뻣뻣해집니다. 스트레스에 자주 노출될수록 상승모근 경직으로 이어지지요. 특히 팔과 견갑골이 앞이나 위로 올라가는 동작을 하는 직업군은 상승모근이 뻐근하고 쉽게 뭉칩니다.

중승모근은 양 어깨를 부여잡고 있는 승모근입니다. 등 가운데가 뻐근하다는 분 중 중승모근이 경직되어 있는 경우가 많습니다. 둥근 어깨는 이완된 중승모근을 수축해 등을 펴는 형태로 교정하는 것이 좋습니다. 평소 바닥에 앉아서 두 무릎을 몸쪽으로 최대한 붙여 구부리고 팔로 깍지 낀 자세는 하부 승모근 이완을 일으킵니다. 중승모근과 하승모근은 이완된 상태는 굽은 자세로 이어질 확률이 높습니다.

승모근마다 푸는 법이 다르다

상승모근은 어깨 뭉침이 있을 때 흔히 만지거나 늘리는 근육이고, 중승모근은 견갑골을 모으고, 하승모근은 견갑골을 내립니다. 중·하 승모근은 올라간 견갑골을 내리기 위해 교정 운동할 때 쓰이는 근육이기도 합니다.

승모근 모두 역할이 다르니 운동도 다릅니다. 어깨 뭉침을 풀기 위해 상승모근은 근육을 이완하거나 스트레칭하고 중·하 승모근은 뒤로, 밑으로 내리는 동작을 통해 견갑골을 내려 어깨 뭉침을 완화하지요.

어깨 뭉침에는 견갑골 상각과 목 뼈에 붙는 견갑거근도 사용됩니다. 인체에서 한 동작을 하는 데 한 개의 근육만 쓰이는 경우는 거의 없습니다. 대부분 두 개 이상의 근육이 쓰이고 그중 주로 쓰이는 주동근, 보조하는 보조근, 함께 쓰이는 협력근 등이 쓰이며 움직입니다.

통증이 경미한 경우 상승모근만 풀어도 어깨가 아픈 증상이 사라집니다. 하지만 만성적인 어깨 뭉침은 승모근만 푼다고 해결되지 않습니다. 여러 근육 상태를 확인하고, 조화롭게 움직일 수 있게 해부학적 위치로 균형을 맞추고, 움직임을 재학습해야 합니다.

어깨 뭉침, 결림, 무거움, 통증이 있다면 상승모근만 계속 풀 게 아니라 주위 근육 상태를 살피며 운동해야 합니다. 먼저 견갑골이 세 위지에 있도록, 올라간 견갑골이 내려가서 정렬될 수 있도록 어깨 셋팅 운동이 필요합니다. 그 다음 중·하승모근 안정화 운동을 포함해 약해진 근육을 강화하면 됩니다. 하지만 개인마다 승모근 상태가 다르기 때문에 어떤 상태인지 살펴보고 맞춤 운동을 해야 승모근 문제를 제대로 해결할 수 있습니다.

무슨 옷을 입어도
태가 안 나는 어깨

—

거울에 서서 내 모습을 한번 살펴보세요. 얼굴은 크게 틀어진 경우가 아니면 눈치채기 어렵습니다. 하지만 어깨 높낮이는 확연하게 차이가 납니다. 저를 찾아오는 분들 중에서도 어깨 높낮이가 고민인 분이 많습니다. 양쪽 어깨가 대칭으로 반듯하면 균형감과 안정감을 주지만, 한쪽 어깨는 올라가고 다른 한쪽 어깨는 내려가면 부자연스럽고 보기에도 좋지 않습니다. 옷을 입어도 태가 안 나는 것 같고, 어깨뿐만 아니라 몸이 틀어져 보이기도 하지요.

어깨의 높낮이가 생기는 이유는 크게 두 가지로 정리할 수 있습니다.

첫 번째, 어깨 자체에 문제인 경우

어깨 질환이 있어 어깨 위치를 바꿔야 몸이 편한 경우, 몸의 보상 작용으로 어깨의 높낮이가 달라집니다. 흔히 견봉 아래 공간 어깨 힘줄에 문제가 생겨 충돌 증후군이 있는 경우 어깨를 올리는 보상 작용이 생깁니다. 우리 몸은 환경에 적응합니다. 아프지 않은 공간을 찾아 위치를 바꿔 불편함을 낮추지요. 어깨 질환의 원인이 해결되면 어깨 높낮이는 다시 바르게 돌아옵니다.

두 번째, 신체 부정렬로 인한 어깨 높낮이 불균형

발, 무릎, 고관절, 골반, 척추 등 특정 부위가 틀어져 어깨까지 보상 작용이 생기는 경우입니다. 신체는 중력에 대항해 직립합니다. 바른 정렬인 경우 중력에 적절히게 대응하고 해부학적 위치에서 원활하게 움직입니다. 바른 정렬에서는 통증과 질환이 생길 확률이 낮습니다. 반대로 신체 한 부위의 위치가 바뀌는 부정렬이 생기면 인접한 다른 부위도 위치를 바꿉니다.

예를 들면 왼쪽 발바닥 무게 중심이 안쪽으로 무너지는 평발의 경우 경골(정강이뼈), 대퇴골(넙다리뼈)이 안쪽으로 돌아갑니다. 골반은 상대적으로 아래로 떨어지고 척추는 반대로 휘어져 직립합니다. 이때 왼쪽 어깨는 보상 작용으로 오른쪽보다 상대적으로 올라갑니다.

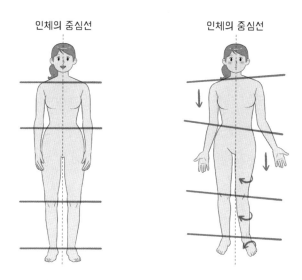

신체 부정렬로 인한 어깨 높낮이 변화

이 두 가지 이유가 아니더라도 다른 패턴으로 보상 작용이 생기기도 합니다. 발바닥 부정렬이나 교통사고, 강한 충격 등 외상으로 골반이나 척추가 틀어지면 그 부위를 보상하기 위해 신체 정렬이 틀어지는 경우도 있습니다. 또한 어느 특정 부위에서 시작한다기보다 일상 속 자세 습관으로 정렬이 틀어져 보상 작용으로 몸이 비대칭으로 바뀌는 경우도 많습니다. 그래서 평소 나쁜 자세 습관으로 살다 보면 시간이 흐를수록 부정렬이 생길 수밖에 없지요. 부정렬은 체형을 틀어지게 하고, 통증과 기능 제한을 일으킵니다.

현장에서 어깨 높낮이를 교정할 때 평소 자세 습관을 가장 먼저 살펴봅니다. 다리를 꼬거나 짝다리를 짚거나, 평소 자주 발목 뻠이 있는지 좌우 비대칭이 생길 수 있는 원인을 찾아 먼저 고치도록 합니다. 원인이 되는 자세 습관을 고치지 않으면 재발이 흔하기 때문입니다. 그리고 어깨 높낮이가 생기는 시작 부위나 상태를 확인하고 교정하고 운동을 진행합니다. 때론 발목 아치를 높이고, 고관절과 옆구리 스트레칭을 합니다. 사람마다 어깨 높낮이가 틀어지는 원인과 치료 방법은 다릅니다.

이렇게 어깨 높낮이 교정 운동을 하고 나서도 다시 한번 강조하는 것은 역시 자세입니다. 어깨가 틀어지는 원인 습관을 지속적으로 관리하고 유지하지 않는다면 틀어진 체형은 고치기 어렵습니다.

만성 담,
근막을 풀어야 한다

—

자고 일어난 뒤 목이 안 돌아가거나 목, 어깨 담 결림을 경험한 적
있나요? 병원에서 진료 후 엑스레이, CT, MRI상 딱히 문제가 보이
지 않으면 더 답답하지요. 병원에서는 '근막통증증후군'으로 진단하
는 경우가 흔합니다. 근막통증증후군은 외상, 과사용, 정신적 스트
레스, 자세 이상, 근골격계 질환 등으로 발생하는 증상입니다. 근육
과 근막(근육을 싸는 얇고 투명한 막)에 통증유발점이 생겨 해당 근육
에 통증과 연관통, 움직임 제한 등 복합적인 증상이 발생하는 질환
입니다.

예를 들어 목 앞쪽에 있는, 목을 숙이는 근육인 흉쇄유돌근에 통

증유발점이 생기면 편두통과 눈 통증까지 생길 수 있습니다. 승모근도 통증유발점이 여러 군데 있어서 증상이 머리, 목, 어깨, 등에 걸쳐 나타나기도 합니다.

통증유발점을 누르면 아파서 깜짝 놀랄 정도로 심한 통증이 느껴집니다. 심지어 새끼손가락으로 가볍게 살살 만져도 펄쩍 뛰며 아파하지요. 누르는 부위도 아프지만 다른 부위까지 아프고 이상 증상이 나타날 수 있습니다. 보통 목 결림이나 어깨 담이 결렸을 때, 1~2주 이내에 서서히 회복됩니다. 하지만 일주일을 기준으로 통증이 극심하거나 줄어들지 않으면 병원을 찾는 게 좋습니다.

통증의 악순환을 끊어 내는 법

근막봉승승후군의 통증유발점이나 원인이 되는 자세를 해결하지 않으면 만성적으로 담이 결리거나 만성 통증이 지속됩니다. 근막통증증후군은 조직이 손상되면서 근육, 근막 내 미세혈관 수축으로 혈액 공급이 부족해지는 증상을 동반합니다. 혈액 공급이 부족하면 근육, 근막은 저산소 상태가 되고 근수축을 유발하지요. 점점 단단한 띠를 형성하고 통증유발점이 생깁니다. 근육, 근막이 짧아지고 뭉치며 뻣뻣함과 움직임이 제한되면서 다시 순환 장애로 통증 유발 물질이 쌓이고 통증이 생기며 악순환이 반복됩니다.

근막통증증후군에는 아픈 부위를 손가락으로 10초 동안 가볍게 누르고 떼는 마사지가 도움이 됩니다. 때로는 근육을 늘려주는 스트레칭을 병행하면 좋습니다. 의사의 진단 후 소염진통제, 근육이완제, 통증유발점 주사를 맞기도 하고, 핫팩이나 전기 치료 등 물리치료를 받기도 합니다. 나쁜 자세 습관을 고치는 것 역시 근막통증증후군을 회복에 도움됩니다.

스트레칭 혹은 운동을 할 때 근막의 연결성을 생각하고 접근해 보세요. 우리 몸은 근육, 힘줄, 인대, 혈관, 내장기 등 조직들이 심부, 표층 근막이 싸여 있습니다.

넓고 얇은 근막에 통증유발점이 생기면 근막이 꼬이며 순환 장애, 통증, 기능 제한 등이 생기는 원리입니다. 보자기가 펼쳐져 있는데, 한쪽이 꼬이면 잡아당겨 모양이 바뀌듯, 인체에서 근막이 꼬이면 몸에 위치가 바뀌고 기능 장애가 생깁니다. 보자기를 살살 고르게 펴듯 근막을 풀어 보세요. 문제되는 부위와 연관된 근막 부위뿐만 아니라 몸 전체의 균형을 살펴야 합니다.

몸의 균형이 맞고 순환이 잘 일어날 때 자연치유력이 높아집니다. 영상 진단 장비로 이상이 확인되지 않는 담 결림, 통증 등 증상은 통증유발점만 풀어도 사라지는 사례가 흔합니다. 만성 목 결림과 어깨 담 결림 등이 있으면 통증유발점을 살살 풀어보세요. 이때 세게 하면 안 됩니다. 몸을 보호하기 위해 몸이 더 경직되기 때문입니다. 어느 정도 증상이 줄어들면 가볍게 스트레칭과 운동으로 근육, 근막을 관리해 보세요.

오십견과
어깨 통증

—

오십견은 '어깨 관절의 윤활 주머니가 퇴행성 변화를 일으키면서 염증을 유발하는 질병'입니다. "오십견인 것 같아요. 너무 아파서 힘들어요"라는 질문은 저희 센터의 단골 질문 중 하나입니다. 오십견은 특히 밤에 통증이 심해집니다. 오십견의 공식 명칭은 '유착성 관절낭염'입니다.

놀랍게도 어깨 통증과 팔이 올라가지 않는다고 무조건 오십견이라고 생각하면 안 됩니다. 어깨힘줄염, 회전근개 질환, 석회화 건염, 목디스크가 있는 경우도 어깨 통증이 생겨 팔을 올리기 힘들지요.

오십견의 특징을 한번 알아볼까요? 오십견의 원인은 사실 불분명

합니다. 흔히 의심되는 원인은 노화와 운동 부족입니다. 어깨 관절 주위 조직이 퇴행성 변화로 오십견이 생기는 것이지요. 오십견은 어깨 관절 외상이나 입원으로 어깨를 고정하거나 장기간 사용하지 못할 때도 발생합니다.

오십견과 다른 어깨 질환을 구분하는 방법은 어깨 관절 움직임을 관찰하는 것입니다. 어깨 질환 대부분 스스로 움직이는 능동적 관절 운동에 제한이 생깁니다. 오십견은 능동적 관절 운동뿐만 아니라 타인이 움직이는 수동적 관절 운동도 제한되지요. 염증과 두꺼워진 관절낭(윤활액이 있는 관절 주머니)으로 인해 안에서 뻑뻑함이 느껴지고 움직일 때 통증이 발생합니다. 초기에는 팔을 뒷주머니에 넣는 동작인 안쪽 회전이 힘들고, 다음은 앞으로 들거나 바깥으로 드는 동작도 힘들어집니다.

오십견은 보통 3단계로 증상이 생기고 양상이 바뀝니다. 기간 및 증상에는 개인마다 차이가 있지만 보통 다음과 같은 세 가지 과정을 거칩니다.

1기: 통증기

어깨 통증이 최초 기준으로 약 3개월 정도 지속되는데, 특히 야간에 증상이 심해집니다. 어깨 관절이 통증으로 움직이기 힘들고 팔을 들 때 능동적 관절 운동이 안 되기 시작합니다. 어깨를 움직이지 않는데도 계속 아파서 고생하는 시기입니다.

2기: 동결기

흔히 오십견과 동결견으로 불리는 시기입니다. 2기는 3개월에서 12개월 기간으로 분류하고, 만성 통증과 팔의 수동적 관절 운동이 제한됩니다. 2기는 가만히 있을 때는 통증이 완화됩니다.

3기: 용해기

통증이 줄어들고 관절의 가동 범위가 넓어지는 시기로, 12개월에서 24개월까지 진행되는 기간을 말합니다. 회복된 것처럼 느껴지지만 팔을 뒤로 돌리는 동작이 아직도 잘 안 될 수 있고, 완전하게 회복된 단계는 아닙니다.

오십견은 '통증기 → 동결기 → 용해기'를 거치며 회복됩니다. 오십견이 자연스럽게 좋아졌다는 분은 스스로 근육을 풀고 스트레칭도 조심히 하며 이 시기를 인내했을 가능성이 높습니다. 오십견 증상이 심할 때는 진통소염제, 국소 주사를 통해 염증과 통증을 줄이는 것이 효과가 있습니다. 이때 관절 가동 범위를 조심스럽게 늘리는 운동 등 물리 치료도 병행하면 더 좋겠지요.

물론 오십견 한 가지가 문제인 경우도 있지만 어깨힘줄, 회전근 개 파열, 석회화 건염, 목디스크를 동반해 문제가 생긴 경우도 있습니다. 이런 경우 문제 부위를 함께 치료해야 합니다. 오십견과 어깨 통증이 있는 분 중 어깨가 앞으로 말려 둥글게 보이는 둥근 어깨와 굽은 등이 많습니다. 나쁜 자세와 과도하게 움직이는 동작도 회복에 영향을 미치니, 결국 오십견도 자세를 바르게 해야 회복이 더 빨라집니다.

1. 옆으로 누워서 흉추 회전하기

횟수: 10회 × 3세트

어깨 움직임은 견갑골(날개뼈), 상완골(위팔뼈), 쇄골, 흉추와 밀접하게 연결되어 있습니다. 평소 흉추를 뒤로 펴거나 편 상태에서 회전하지 않으면 흉추 움직임은 감소합니다. 옆으로 누워서 하는 흉추 회전 운동은 등을 부드럽게 하고, 가슴 근육(대흉근, 소흉근)을 늘려 굽은 등과 둥근 어깨를 교정하는 데 필수적입니다.

준비 자세

① 오른쪽 옆으로 누워서 고관절과 무릎이 90도로 위치한다.

② 오른쪽 손바닥을 왼쪽 허벅지 옆에 놓고 왼팔은 앞으로 뻗는다.

운동 자세

① 왼팔을 뒤로 들고 동시에 몸통이 왼쪽으로 향하게 회전한다.

② 왼쪽 견갑골과 왼쪽 손등이 지면에 닿게 한다.

③ 끝 범위에서 5초간 유지하며 숨을 내쉰다.

④ 반대쪽도 동일하게 실시한다.

TIP

☑ 머리를 자연스럽게 같은 방향으로 돌린다.

☑ 허벅지에 댄 손을 떼지 않고 유지한다.

매일 통증

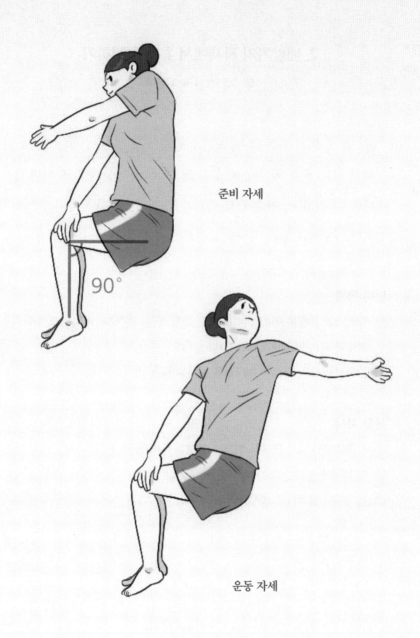

준비 자세

90°

운동 자세

2. 네발기기 자세에서 흉추 회전하기

횟수: 10회 × 3세트

    옆으로 누워서 하는 흉추 회전 운동의 심화 운동입니다. 옆으로 누워서 하는 흉추 회전 동작이 잘 될 때 이 운동을 추가로 하면 좋습니다. 흉추 회전, 가슴 근육 스트레칭, 삼각근까지 강화되는 운동입니다. 굽은 등, 둥근 어깨를 교정하는 데 도움이 됩니다.

준비 자세

① 손바닥과 무릎을 어깨 너비로 지면에 닿게 한 후, 팔과 허벅지가 수직이 되도록 위치한다(네발기기 자세).

② 오른팔을 들어 오른쪽 손바닥을 뒤통수에 둔다.

운동 자세

① 오른쪽으로 팔과 몸통을 회전해 최대한 들어 올린다.

② 끝 범위에서 5초간 유지하며 숨을 내쉰다.

③ 반대쪽도 동일하게 실시한다.

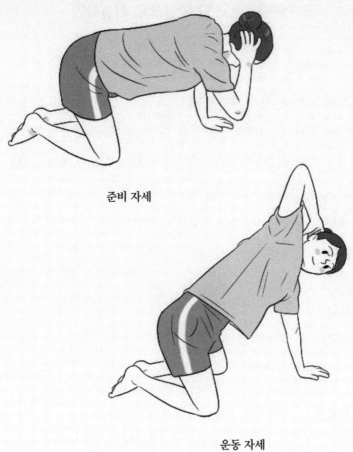

준비 자세

운동 자세

TIP

☑ 머리를 자연스럽게 같은 방향으로 돌린다.

☑ 골반이 옆으로 빠지지 않도록 네발기기 자세를 유지한다.

3. 어깨 내리고 팔 바깥으로 회전하기
횟수: 10회 × 3세트

견갑골(날개뼈)은 어깨 재활과 체형 교정의 기본이자 중요한 움직임 역할을 합니다. 어깨가 구부정한 경우 견갑골은 전상방으로 위치합니다. 항상 긴장된 상태로 뒷목과 어깨가 무겁고 뻐근한 원인이 되지요. 견갑골을 이상적인 해부학적 위치로 정렬하기 위해 밑으로 내려 재정렬한 후, 팔을 바깥으로 회전해 둥근 어깨를 교정해야 합니다.

준비 자세
① 서 있거나 앉은 자세에서 편하게 위치한다.
② 손바닥이 앞을 보게 위치한다.

운동 자세
① 먼저 견갑골을 뒤로 모은 후, 어깨를 아래로 살짝 내린다.
② 끝 범위에서 5초간 유지한 후, 어깨를 뒤로 360도 돌리며 5회 반복한다.

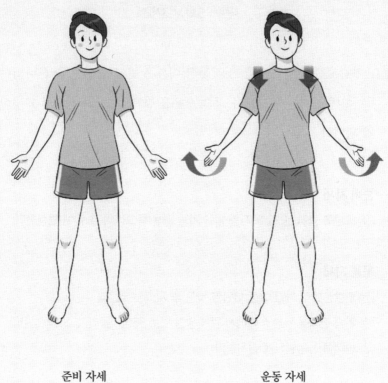

준비 자세   운동 자세

TIP

☑ 견갑골을 뒤로 모으고 내린 상태에서 유지하는 게 핵심이다.

☑ 허리를 젖히지 않고 견갑골과 팔에서 최대한 움직임이 일어나
도록 한다.

4. 소흉근 누르며 팔 뒤로 돌리기

횟수: 5회 × 3세트

　가슴 근육(대흉근, 소흉근)은 둥근 어깨를 만드는 원인 중 하나입니다. 어깨를 펴는 동작보다 가슴 근육을 잘 풀고 늘려야 체형 교정이 잘 됩니다.

준비 자세
① 오른쪽 검지, 중지, 약지를 왼쪽 가슴 근육(동그라미 표시)에 위치한다.

운동 자세
① 오른손으로 가장 아픈 부위를 찾은 후 지그시 누른다.
② 가슴 근육을 누른 상태에서 왼쪽 팔을 뒤로 360도 돌리며 스트레칭한다.
③ 반대쪽도 동일하게 실시한다.

TIP
☑ 가슴 근육을 너무 세게 누르지 않는다.

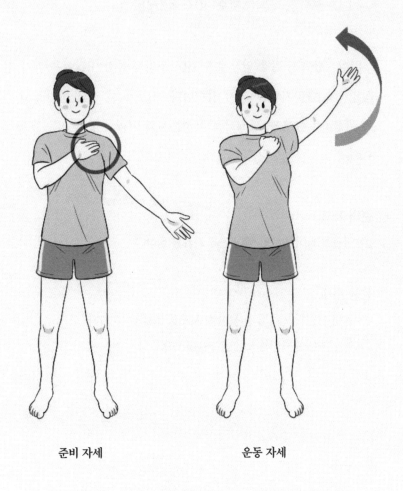

준비 자세   운동 자세

5. 노 젓기 운동

횟수: 10회 × 3세트

일상생활에서 팔을 앞으로 뻗거나 올리는 동작이 많아 어깨가 전 상방으로 올라가 경직되기 쉽습니다. 뒤로 노를 젖는 동작을 응용 해서 중·하 승모근, 광배근을 활성화시켜 어깨와 등을 펴는 운동입 니다.

준비 자세
① 양손을 들어 앞으로 뻗어 만세 자세를 취한다.

운동 자세
① 팔을 천천히 뒤로 돌려 젖힌 후 자세를 3초간 유지한다.
② 등 근육이 수축하는 느낌을 느끼며 반복한다.

TIP
☑ 어깨, 등을 펴며 뒤로 당길 때 허리가 젖혀지지 않도록 아랫배 에 살짝 힘을 준다.

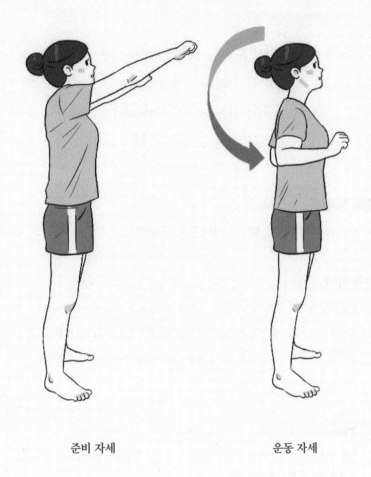

준비 자세   운동 자세

6. 만세 후 네모 그리기 어깨 운동

횟수: 10회 × 3세트

만세 후 네모 그리기 운동은 어깨 관절 움직임을 최대한 사용하는 운동입니다. 만세를 한 상태에서 양팔이 네모를 그리듯 움직이며 어깨, 등 근육을 동시에 운동합니다. 목과 허리를 최대한 움직이지 않은 상태에서 어깨를 뒤로 돌린 후 등을 펴는 동작입니다.

준비 자세
① 다리를 어깨너비로 벌리고 만세 자세를 취한다.

운동 자세
① 만세 상태에서 양손을 네모를 그리듯 벌려 팔꿈치를 90도 만든다.
② 양팔을 밑으로 내리며 견갑골 사이를 모으고 3초간 유지한다.
③ 주먹에 힘을 주며 안쪽으로 팔을 쥐어짜듯 모은 후 3초간 유지한다.

TIP
☑ 목과 허리를 숙이거나 젖혀지는 보상 작용이 일어나지 않도록 어깨 동작을 유지한다.
☑ 무리하게 힘을 주지 않는다.

매일 통증

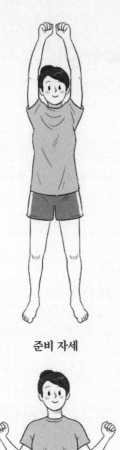

준비 자세

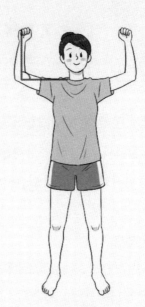

운동 자세 ①

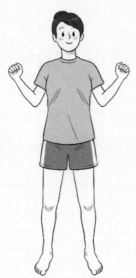

운동 자세 ②

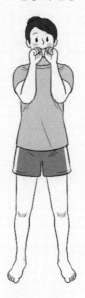

운동 자세 ③

7. 만세 후 상체 뒤집기

횟수: 10회 × 3세트

    만세 후 상체 뒤집기는 둥근 어깨, 굽은 등, 측만증 교정에 좋은 운동입니다. 구부정한 상체를 펴며 근력 운동과 등 척추 가동 범위를 증가시키는 효과가 있습니다.

준비 자세
① 엎드려 누운 상태에서 양팔을 앞으로 뻗는다.
② 두 다리는 최대한 붙인다.

운동 자세
① 왼쪽 팔을 들어 왼쪽으로 몸통을 회전한다.
② 운동하는 동안 다리를 뒤로 들거나 반동하지 않고 상체로만 움직임이 일어나게 한다.
③ 팔과 몸통이 자연스럽게 뒤집히면 정면을 보고 만세를 한 자세가 된다.
④ 다시 준비 자세로 돌아온 후 처음부터 운동을 반복한다.
⑤ 반대쪽도 동일하게 실시한다.

TIP
☑ 다리 힘을 사용하면 안 된다.

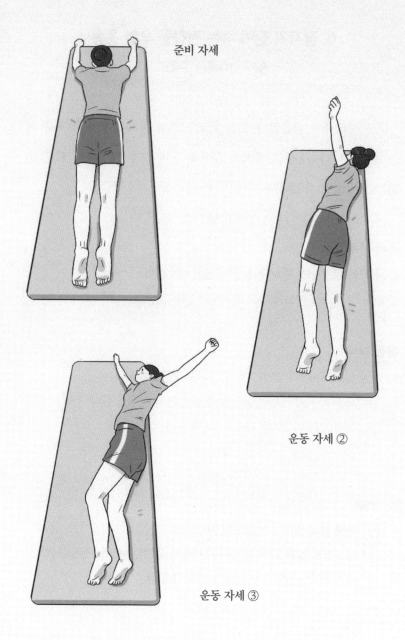

준비 자세

운동 자세 ②

운동 자세 ③

8. 잠자기 전에 하는 견갑골 후인 운동

횟수: 10회 × 3세트

누운 상태에서 견갑골 안쪽을 뒤로 모으는 동작을 통해 어깨를 펴는 운동입니다. 누운 상태에서 무릎을 구부리고 엉덩이를 위로 올리는 브릿지 자세입니다.

준비 자세

① 천장을 보고 편하게 누운 후 양 무릎을 구부린다.

② 손바닥이 하늘 향하게 놓고, 손등을 지면에 붙인다.

운동 자세

① 누운 상태에서 견갑골 사이를 모으는 동작을 5회 실시한다.

② 브릿지(준비 자세에서 엉덩이를 위로 들어 올리는 운동) 자세에서 ①번 상태에서 견갑골 사이를 모으고 3초간 유지한다.

TIP

☑ 목에 힘이 들어가지 않도록 한다.

☑ 익숙하지 않은 경우 브릿지 자세에서 후인할 때 햄스트링(허벅지 뒤쪽 큰 근육)에 쥐가 나는 경우가 있다.

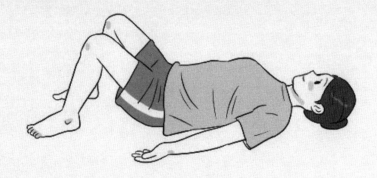

준비 자세

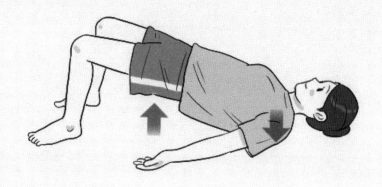

운동 자세

4장

허리둘레를 줄이는 가장 간단한 방법

허리 통증 바로잡기

살을 빼고 싶다면
코어 힘부터

—

허리디스크, 척추관협착증 진단과 허리 통증으로 고생하는 분들은 의외로 코어 근육의 중요성을 잘 압니다. 코어 근육은 체간에 많이 분포되어 '체간근'이라고 불리는 근육입니다. **코어 근육은 머리와 몸통을 축으로 분포해서 인간의 직립, 자세 유지, 보행, 힘에 중요한 역할을 합니다.** 허리 문제뿐만 아니라 팔과 다리에 잘못된 움직임이나 질환이 생겨도 코어 근육을 살피는데, 몸의 중심축으로 코어가 흔들리면 힘을 못 쓰기 때문입니다.

코어 근육은 흔히 심부 근육인 횡격막, 복횡근, 골반기저근, 다열근을 일컫습니다. 심부 코어 근육은 뼈, 관절, 내장 기관을 포함해

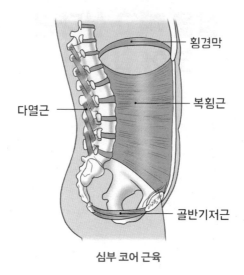

다열근

횡격막

복횡근

골반기저근

심부 코어 근육

전후, 좌우, 상하를 감싸 균형을 이룹니다. 근육 활동을 측정하는 근전도 연구에서 팔을 움직여도 심부 코어 근육이 먼저 쓰인다는 결과는 유명하지요. 팔다리 운동 전에 코어 근육의 중요성을 강조하게 된 연구입니다. 코어 근육, 즉 중심이 흔들리면 말초인 팔다리뿐만 아니라 머리 움직임도 불안정하고 약해집니다.

　코어 근육에는 심부 근육뿐만 아니라 중간 또는 표층에 위치한 몸통 주위 근육도 포함됩니다. 복직근, 복사근, 척추기립근, 광배근, 대둔근 등 몸통에 있거나 인접해서 균형에 영향을 주는 근육도 코어 근육입니다. 여기서 표층 근육은 큰 근육으로 일어서기, 걷기, 달리기와 같은 일상 신체 활동과 폭발적인 움직임이 필요한 스포츠 활동에 사용됩니다. 중요한 것은 심부 코어 근육이든 표층 코어 근육이든 제 역할을 하면서 균형을 이루는지입니다.

배가 들어가는 가장 간단한 방법

허리 통증이 있는 환자 중 배가 많이 나온 분이 꽤 있습니다. 배를 안쪽으로 당겨 수축하는 복횡근, 항문에 힘을 줘서 수축하는 골반 기저근 등 코어 근육을 적절하게 쓰면 배가 들어가는 데 도움이 됩니다. 한 40대 후반 남성은 3개월 동안 단계적 코어 운동을 하자 38인치였던 허리가 34인치까지 줄었습니다.

코어 운동을 하면 복압이 조절됩니다. 배를 안으로 당기고 표층 코어 근육 중 복근 운동을 하면 근육에 탄력이 생기지요. 전방으로 기울어졌던 골반이 후방으로 이동하면 나왔던 배가 상대적으로 뒤로 들어갑니다. 그래서 코어 운동을 하고 허리를 세우면 깜짝 놀랄 만큼 살이 빠지는 분도 있습니다.

하지만 코어 근육 운동을 할 때 조심해야 하는 몇 가지 동작이 있습니다. '윗몸 일으키기', '슈퍼맨 자세', '누워서 다리 들어올리기'입

니다. 대표적인 코어 운동으로 소개되지만 허리 통증이 있다면 피해야 할 운동입니다. 서 있을 때 추간판 내 압력을 100으로 봤을 때 윗몸 일으키기는 210, 슈퍼맨 자세는 180, 누워서 다리 들어올리기는 150 정도의 압력을 더 받습니다. 추간판이 약해진 상태에서 코어 강화 운동으로 이 운동들을 했을 때 오히려 허리가 더 망가질 수 있지요.

코어 운동이 대부분 건강에 좋지만 허리 상태에 따라 운동으로 허리가 더 나빠질 수도 있습니다. 잘못된 동작 또는 무리한 운동은 자세 불균형과 조직에 역학적 스트레스를 주기 때문입니다.

코어 힘은 정말 중요합니다. 다만 코어 힘 불균형은 나쁜 결과로 이어집니다. 만성 허리 통증으로 저를 찾아 온 분들 중 과도한 업무 농작과 잘못된 운동 동작으로 오는 경우가 정말 많습니다. 좋아지기 위한 운동도 내 몸에 맞지 않으면 독으로 돌아옵니다. 내 몸에 맞는 운동으로 단단한 코어 힘을 길러야 합니다.

허리는 움직이지 않으면
고장난다

—

　열여덟 살 고등학생 하영 님은 엄마 손에 이끌려 센터를 찾아왔습니다. 허리 통증으로 1년간 휴학을 했다고 합니다. 하영 님의 통증은 잘못된 자세나 근육 불균형 때문이 아니었습니다. 가장 큰 문제는 하루 18시간 누워 지내는 생활 방식이었습니다.

　처음에는 통증이 느껴져도 아플 때 누워서 쉬면 통증이 완화되었다고 합니다. 하지만 시간이 흘러 병원 치료를 받으면서도 통증은 줄어들고 심해지기를 반복했습니다. 좋다는 운동을 해도 어떤 상황에서는 더 아팠지요. 문제는 누워서 움직이지 않아 생기는 조직 약화와 통증에 대한 부정적인 인식이었습니다.

누워서 움직이지 않으면 추간판 움직임이 제한됩니다. 조직은 혈액 순환에 의해 자연 치유력이 높아지는데, 추간판에는 혈관 분포가 거의 없어 연골종판을 통해 순환을 위한 영양을 공급받습니다. 이때 추간판에 적절한 압력 차가 생겨야 확산이 생깁니다.

누워서 가만히 있으면 척추 움직임도 떨어지고 영양 공급도 잘 되지 않습니다. 윤활액을 저장하는 관절낭도 움직이지 않으면 기능하지 못하고 퇴행성 변화를 겪습는다. 나이와 관계없이 말이지요.

근육은 어느 정도 수축, 이완이 동반되는 움직임이 일어나야 합니다. 근육은 중력에 대항하며 자세를 적절하게 유지해야 힘이 생기고 안정적으로 움직입니다. 누워만 있으면 근육은 잘 사용되지 않습니다. 2주만 누워서 생활해도 '무용성 위축'이 생깁니다. 근육을 쓰지 않아 근육이 눈에 띄게 줄어드는 현상이지요. 약해진 근육과 신체 불균형은 다시 허리 구조물에 악영향을 주기 때문에, 아프더라도 초기 급성기를 제외하고 가볍게 움직이는 것이 좋습니다.

하영 님은 보통 벽에 기대어 서 있거나 허리 보호대를 착용했습니다. 저는 허리 보호대를 오래 사용하지 않을 것을 권하는데, 그 이유는 근육이 덜 사용되기 때문입니다. 자세가 바뀔 때 근육이 사용되어야 하는데 제대로 작동하지 못하지요. 수술 후나 허리 근육이 너무 약해서 불안정한 경우가 아니면 허리 보호대를 하지 않는 것을 추천합니다. 보호대 역할을 할 수 있는 심부 코어 근육을 강화해 주세요.

통증이 무서워도 움직여야 하는 이유

하영 님의 문제점 중 또 하나는 통증에 대한 두려움이었습니다. 통증을 부정적으로 생각하면서 가만히 있기를 원했습니다. 움직이면 항상 아프고 더 심해진다는 생각 때문에 누워서 생활했습니다.

'두려움-회피 반응'에서 조직 손상 후 통증을 경험했을 때 두려움이 없으면 회복이 빠릅니다. 반대로 부정적으로 생각하면 통증을 재해로 느끼고 두려움에 사로잡히지요. 하영 님이 느꼈던 것처럼 움직이는 것을 피하는 '과각성 회피'가 나타납니다. 시간이 흐르면 우울감이 생기고 몸을 움직이지 않으니 몸의 기능이 떨어지며 다시 통증을 느끼는 악순환이 반복됩니다.

두려움-회피 반응은 통증을 긍정 또는 부정으로 인지하고 행동했을 때 일어나는 과정입니다. 오히려 통증을 대수롭지 않게 생각하면 일상 복귀가 빨라지지요. 통증에 집중하거나 특정 자세를 피하는 등 부정적인 인지와 행동은 회복에 도움되지 않습니다.

물론 무리한 동작과 운동은 피해야 합니다. 하지만 움직이지 않으면 더 상황이 나빠질 수 있습니다. 부족한 활동은 사망률 증가뿐만 아니라 심혈관 질환, 당뇨 등 만성 질환을 불러일으킨다는 사실은 이미 많이 알려져 있습니다. 활동을 아예 하지 않으면 허리 문제뿐만 아니라 이차적인 문제를 초래합니다. 땀 흘릴 정도가 아니더라도 괜찮습니다. 몸에 통증이 있다고 위축되기보다 자신감을 가지고 움직여야 몸은 좋아집니다.

움직이기 쉽지 않은 사람 혹은 노인의 경우 처음 운동 시간을 기본 10분을 기준으로 5분씩 몸 상태에 따라 늘려 나가는 게 안전합니다. 간혹 컨디션이 좋다고 무리하게 운동량을 급격하게 늘리면 안 됩니다. 천천히 부담되지 않게 걷다가 점점 시간을 늘려 걷는 등 단계적으로 늘려 보세요. 기초 체력이 쌓인 뒤 자신에게 부족한 근력, 근지구력, 유연성 등을 키워 나갈 것을 추천합니다.

여성의 허리디스크
발병률이 높은 이유

—

　국내에 허리디스크, 즉 추간판탈출증으로 고생하는 인구가 약 200만 명이나 된다고 합니다. 추간판탈출증은 추간판 구조물 중 '수핵이 섬유륜을 탈출해 통증 수용기를 자극하고, 염증과 통증이 동반되는 증상'을 말합니다. 신경을 누르는 경우 다리가 저리거나 당기고, 심한 경우 하체에 힘이 빠지고 마비되기도 합니다. "허리가 아프면 허리디스크"라는 소리가 절로 나올 정도로 흔하게 진단되고 오래 고생하지요. 특히 여성이 남성보다 허리디스크 발병률이 상대적으로 높은데, 그 이유는 다음과 같습니다.

첫 번째, 해부학적으로 여성과 남성의 골반 뼈는 다르다

여성은 임신과 출산을 위해 골반이 남성보다 옆으로 더 넓습니다. 여성의 치골 하각 각도는 90도 이상이고, 남성은 90도 이하입니다. 골반이 넓으면 전방 경사가 잘 일어나고 움직임이 취약해 불안정합니다. 남성의 골반은 여성의 골반보다 두께와 중량이 크고 움직임이 좋습니다. 여성이 남성보다 비교적 유연하지만 근육과 인대가 약해 척추와 골반은 약합니다. 여성의 약하고 불안정한 골반 구조는 허리 척추에 허리디스크 등 질환을 일으키기 쉽습니다.

두 번째, 여성의 호르몬 변화도 허리디스크와 통증에 영향을 준다

릴랙신(Relaxin) 호르몬은 임신 3~4개월 이후에 나옵니다. 출산일이 가까울수록 더 분비되며 자궁경부 확장을 준비하지요. 임신 여성은 척추, 골반 주위 인대, 근육이 느슨해지면서 구조적으로 안정성이 떨어집니다. 또한 여성은 완경의 영향을 받습니다. 완경기 때 에스트로겐 호르몬이 감소되면서 파골 세포(뼈를 녹이고 흡수하는 역할) 기능이 강해집니다. 에스트로겐 감소로 골밀도가 25~30퍼센트까지 줄어들지요. 감소한 골밀도는 골다공증에 노출되기 쉬우며, 뼈가 약해져 척추에 영향을 주며 허리 질환의 원인이 됩니다.

건강보험심사평가원에서 실시한 2019년 국민건건영양조사에 따르면 50대 여성이 허리디스크에 가장 취약하다고 합니다. 50대 여성의 평균 허리둘레가 32인치(81.5센티미터)였고, 20대 여성의 평균보다 3.2인치(8.3센티미터) 늘어났습니다. 허리디스크 환자 수는 20대 여성은 50,720명이였고, 50대 여성은 288,652명으로 약 5.7배 증가했습니다. 갱년기로 인한 호르몬 변화, 노화로 인한 골밀도 감소, 생활 습관 불균형으로 인한 복부 지방 증가가 원인이었습니다.

50대는 척추가 약해지고 근육이 줄어드는 시기입니다. 신체 활동 부족과 식습관 불균형이 복부 비만으로 이어지고, 허리디스크에 취약해지는 상황이 됩니다.

그렇다면 모든 여성이 허리디스크에 노출될까요? 그렇지 않습니다. 적절한 운동과 체중 관리를 꾸준히 한다면 허리디스크를 피할 수 있습니다. 허리를 숙이거나 비트는 무리되는 동작을 피하고 자신에게 필요한 허리 운동을 하면 됩니다.

저는 일상에서 쉽게 할 수 있는 걷기 운동을 추천합니다. 걷기는 허리 재활 운동 프로그램에도 포함된 운동입니다. 걷기 운동을 하며 적절하게 움직이면 추간판 영양 공급과 근력 강화로 허리 회복에 도움을 줍니다. 단, 허리 통증이 심하면 무리한 걷기는 피해야 합니다.

여성이 남성보다 허리디스크에 노출되기 쉽지만 허리디스크는 개인의 자세 습관, 신체 활동 정도, 무리한 동작 노출 빈도 등에 영향을 받습니다. 그러니 너무 걱정할 필요는 없습니다. 임신 중과 출산 후, 갱년기 때 조금 더 신경 쓴다면 허리 질환을 무사히 피할 수 있습니다.

비만과 허리 통증의
상관관계

—

앞서 알려진 대로 복부비만은 허리디스크에 영향을 미칩니다. 복부비만이 있는 50대 여성의 요통 유병률이 복부비만이 없는 여성보다 약 1.2배 높다고 합니다. 그렇다면 고도비만으로 갈수록 허리 통증이 비례적으로 증가할까요? 꼭 그렇지는 않습니다.

비만은 체질량지수(BMI)로 판단합니다. BMI는 '몸무게(kg)/키(m)²'로 계산하고, BMI 값이 25이상일 때 비만으로 정의합니다. 다만 BMI 수치는 키와 체중으로 계산하기 때문에 비만을 추정할 뿐이지 정확하지 않습니다.

허리둘레를 기준으로 복부비만을 측정하는 편이 더 합리적입니다. 남성은 90센티미터, 여성은 85센티미터 이상일 때 복부비만으로 정의합니다. 허리둘레가 체형에 비해 크면 골반 전방 경사가 커져 허리에 부담을 줍니다. 골반은 쉽게 흔들리고 허리 척추도 안정성이 떨어지며 허리 질환으로 이어질 확률이 높습니다.

하지만 허리 통증은 개인이 느끼는 역치 값에 따라 달라집니다. 체중과 허리 통증은 꼭 비례하지 않습니다. 고도비만인 사람인데 허리 통증이 없는 경우도 많습니다. 비만이라도 몸의 균형과 허리가 튼튼하다면 허리 통증은 피할 수 있습니다.

비만은 통증의 회복 기간에 영향을 준다

2000년 《척추 저널》에서 비만과 허리 통증 관련 고찰 연구를 발표했습니다. * 65개 관련 연구를 분석한 결과 체중과 허리 통증에 긍정적인 연관성은 23퍼센트, 부정적인 연관성은 59퍼센트, 관련성 없음은 18퍼센트를 차지했습니다. 체중 증가, 비만을 통증 증가와 비례적으로 보면 안 된다는 결과이지요.

---

*   Leboeuf-Yde C. Body weight and low back pain. A systematic literature review of 56 journal articles reporting on 65 epidemiologic studies. *Spine* (Phila Pa 1976). 2000 Jan 15;25(2):226-37

2024년 《BMC 공중보건 저널》은 과체중과 비만의 만성 요통 위험 요인에 대한 연구 결과를 발표했습니다.** 이 연구는 남녀 모두 체질량지수가 높을수록 만성 요통 위험이 증가한다고 밝혔습니다. 하지만 매우 비만인 남성에게는 적용되지 않고, 매우 비만인 여성에게 특히 큰 위험을 줄 수 있다고 결론지었습니다.

매우 비만인 남성에게 적용되지 않는 점에서 일관성 있게 체중이 증가할수록 통증이 비례한다고 볼 수 없는 것이지요. 그럼에도 단일 연구에서는 체중이 증가할수록 척추 부하가 가해져 허리디스크 내부에 압력을 주어 통증이 생길 수 있다는 가능성을 이야기합니다.

결론적으로 비만과 허리 통증 강도는 비례하지 않습니다. 다만 비만일수록 허리 통증의 지속 기간을 늘린다는 결론을 낼 수 있지요. 위의 2024년 연구에서 발표한 중요한 내용 중 하나는 이미 만성 요통으로 고통받는 사람들 사이에서 재발 또는 지속 가능성이 BMI 값이 높을수록 증가한다고 보고했습니다. 비만이 통증 강도에는 비례적이진 않지만 회복 기간에는 비례적일 수 있다는 연구 결과입니다. 한 마디로 체중을 줄여야 더 빨리 낫습니다.

하지만 비만으로 인한 허리 통증이 있더라도 단기간에 급격하게

** Heuch I, Heuch I, Hagen K, Zwart J\A. Overweight and obesity as risk factors for chronic low back pain: a new follow-up in the HUNT Study. *BMC Public Health*. 2024 Sep 27;24(1):2618.

체중을 줄이는 것은 좋지 않습니다. 식단을 제한하고 신체 활동을 무리하게 늘리면 오히려 근육이 빠집니다. 무리한 동작은 척추 관절, 추간판에 과부하를 줘서 증상을 악화시킵니다. 개인의 몸 상태에 따라서 단계적으로 체중도 줄여 나가야 합니다.

트레이닝 원리 중 '진전의 원리'가 있습니다. 운동 빈도, 강도, 시간을 점진적으로 늘려 나가야 한다는 것이지요. 그중 '10퍼센트의 법칙'은 빈도, 강도, 시간 등 운동 처방 요소를 일주일 단위를 기준으로 10퍼센트 이내로 늘려 나가는 법칙입니다. 오늘 몸 상태가 좋다고 급격하게 운동을 늘리면 분명히 탈이 납니다. 운동도 기복 없이 꾸준히 늘려야 효과도 좋고 부작용을 막을 수 있습니다.

사실 체중을 줄이는 데 가장 중요한 요소는 식습관입니다. 체중을 쉽게 늘리고 건강에 안 좋은 음식 섭취를 줄여야 하지요. 예를 들어 정제 탄수화물, 단순 탄수화물(백미, 흰 밀가루 음식, 케이크, 아이스크림, 사탕, 초콜릿 등)을 줄이고, 트랜스 지방(과자, 가공육, 적색육, 유제품, 감자튀김 등), 포화 지방(육류, 유제품, 계란)을 줄여 보세요. 반대로 복합 탄수화물(현미, 과일, 채소류, 콩류) 섭취와 식이섬유가 풍부한 음식(블루베리, 딸기 등 과일, 채소류, 통곡류, 견과류)은 배출이 잘 되어 체중 감소에 효과적입니다. 가공육, 적색육은 소화 시간도 오래 걸리고 소화 기관에 무리를 줄 수 있습니다. 좋은 식습관을 유지하고 적당한 신체 활동을 했을 때, 체중은 줄어들고 허리 통증 회복도 빨라집니다.

바른 호흡이
허리 회복을 돕는다

—

우리는 하루에 약 2만 번 정도 호흡합니다. 호흡은 자율신경계에 영향을 받고, 과호흡은 자율신경계 중 교감신경을 활성화합니다. 교감신경은 스트레스나 위급한 상황에 대처하며 반응합니다. 평소 스트레스가 심하면 몸이 전체적으로 경직되어 뻣뻣해지고 척추, 골반 주위 근육과 관절 움직임이 떨어지고 충격 흡수를 잘 못합니다. 우리 몸은 움직임이 유연하고 안정적일 때 가장 건강합니다.

허리 통증과 척추측만증 교정을 위해 온 20대 초반 여성 미성 님의 호흡을 살펴봤습니다. 미성 님은 왜 호흡을 살피는지 의아해했지요.

척추가 휘면 외늑간근(바깥갈비사이근)과 복근(복직근, 외복사근, 내복사근, 복횡근)의 불균형이 생기고 기능이 떨어집니다. 측만증으로 외견상 차이도 있지만 척추를 3차원으로 볼 때 전후, 좌우, 상하 위치가 틀어집니다. 틀어진 척추는 관절 간격이 좁아지고 넓어지며 변화가 생기고 추간판에 부하를 일으킵니다. 주위 근육이 틀어져 자세 유지도 잘 못하고 안정성이 떨어지지요. 그래서 척추측만증을 교정하면서 허리 통증을 줄이기 위해 호흡을 살피는 것입니다. 호흡을 살피다 보면 특정 호흡 근육의 기능 부전을 발견할 수 있습니다.

들숨과 날숨의 비율은 1:2로

미성 님은 외늑간근, 전거근, 대흉근, 소흉근, 복근, 흉쇄유돌근, 사각근 비대칭이었습니다. 항상 긴장된 상태로 어깨가, 특히 왼쪽이 올라가 있었습니다. 목에 있는 근육인 흉쇄유돌근, 사각근은 호흡 보조근으로 사용됩니다. 횡격막, 외늑간근, 복근 등 주요 호흡 근육 기능이 약하면 호흡 보조근을 끌어다 쓰지요. 들숨, 날숨 모두 주요하게 영향을 미치는 횡격막은 허리 척추 앞쪽과 추간판에 직접 붙어 있습니다. 잘못된 방법으로 호흡하면 척추 움직임에 영향을 줍니다. 또한 추간판 영양 공급이 잘 이루어지지 않고 척추 움직임과 안정성을 떨어뜨립니다.

미성 님은 들숨이 날숨보다 우세했습니다. 그래서 들숨과 날숨이 1:2 비율이 되는 훈련을 시작했습니다. 예를 들어 들숨을 3초, 날숨을 6초 진행하는 것이지요. 잘 되면 시간을 늘려 나가면 됩니다. 날숨을 오래 쉬면 부교감신경이 활성화됩니다. 몸이 이완되어 불균형된 근육과 관절을 운동하는 데 도움이 됩니다.

호흡 패턴에서 날숨이 자연스럽게 길어지도록 하는 것이 중요합니다. 초기에 일부러 들숨과 날숨의 비율을 1:2로 하면 부자연스럽게 느껴질 수 있습니다. 1:1.5 비율도 괜찮습니다. 날숨을 더 길게 한다는 생각으로 호흡을 늘려 나가야 합니다. 날숨 때 숨을 참거나 과하게 하면 혈압이 오르거나 어지러울 수 있어 주의해야 합니다.

이제 호흡 패턴을 살필 차례입니다. 순서는 다음과 같습니다.

첫 번째, 가슴과 배에 각각 손을 대고 들숨 때 가슴이 전상방으로 부풀어 오르는지 확인하기

배는 앞쪽으로 부풀어 오릅니다. 날숨 때는 부풀어 올랐던 가슴과 배가 다시 돌아가는지 확인하고, 만약 가슴 움직임이 떨어지면 흉곽 주위 근육을 이완하고 호흡 운동을 해야 합니다.

두 번째, 양쪽 갈비뼈 사이에 손 놓기

들숨 때 갈비뼈가 옆으로 벌어지며 들이마시는지 확인합니다. 날숨 때는 다시 갈비뼈 사이가 좁아지며 돌아옵니다. 양쪽 갈비뼈 움직임이 비대칭이거나 잘 일어나지 않으면 외늑간근을 조절하는 운동을 해야 합니다. 이렇듯 가슴, 배, 갈비뼈 움직임을 느끼고 호흡이 잘 일어나는지 확인해 보세요.

바른 호흡은 산소 공급과 원활한 혈액과 대사 순환으로 자연치유력을 높이는 간접 효과도 있습니다. 허리 재활에서 호흡 운동은 매우 중요한 포인트입니다. 호흡 근육은 자세 유지와 척추 안정화에 도움을 주기 때문이지요. 스트레칭을 할 때도 숨을 내쉬면서 해야 근육이 더 잘 이완됩니다. 바른 호흡을 하다 보면 허리뿐만 아니라 전체적으로 몸이 잘 이완되어 움직임이 좋아집니다. 평소 호흡에 관심 가지고 바른 호흡 습관을 실천해 보세요.

책상과 의자만 잘 골라도
허리가 편하다

—

만성적인 허리 통증으로 고생하는 직업군을 보면 사무직이 많습니다. 대부분 하루에 여덟 시간 혹은 그 이상을 앉아서 일하지요. 앉아 있는 자세는 추간판 내 압력이 가장 높아지는 자세입니다.

하루에 여덟 시간 이상 앉아서 생활하면 척추 움직임이 많이 떨어집니다. 종일 가만히 있으면 저녁으로 갈수록 등, 허리도 뻐근하고 다리도 퉁퉁 붓지요. 오래 앉아 있는 만큼 책상과 의자가 중요합니다. 척추 질환이 있는 사람은 책상과 의자에 민감할 정도로 영향을 받습니다.

먼저 내 몸에 맞는 의자를 선택하는 방법은 다음과 같습니다.

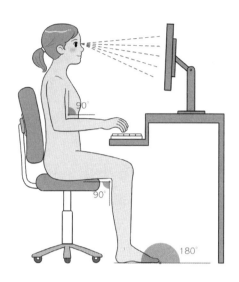

이상적인 책상과 의자의 위치

첫 번째, 발바닥은 지면에 닿게

간혹 의자 높이가 높아 발바닥이 지면에 뜬 상태로 일하는 경우가 있습니다. 발 앞쪽만 지면에 대는 경우 종아리 근육이 뭉칩니다. 또한 상체가 앞으로 숙여지며 무게 중심이 앞으로 쏠립니다. 척추를 세우기 위해 허리 근육이 긴장되지요. 의자에 발바닥이 닿게끔 조절할 수 없다면 발바닥 받침대를 사용해서 발바닥이 닿게 해야 합니다.

두 번째, 무릎을 구부리는 각도는 90도로

무릎이 90도보다 좁아지면 골반은 전방 경사가 되고 90도 이상이면 골반은 후방 경사가 됩니다. 전방 경사는 허리 전만, 후방 경사는 허리 후만을 만들어 척추에 부하를 줍니다.

세 번째, 무릎 뒤 공간과 의자 닿는 사이는 3~4센티미터로

의자가 오금에 닿으면 다리를 펴면서 골반 위치에 영향을 주고 신경이 눌릴 수도 있습니다.

네 번째, 착석감에 신경 쓰기

의자에 앉을 때 엉덩이가 닿는 의자 바닥은 체중이 골고루 분산되어야 합니다. 엉덩이 끝이 의자 끝에 최대한 밀착되도록 앉아 보세요.

다섯 번째, 견고한 의자 등받이 사용하기

의자가 뒤쪽으로 10도 정도 기우는 것은 괜찮지만 너무 젖혀지면 척추 안정성이 떨어집니다. 등받이와 더불어 목도 받칠 수 있는 의자면 더 좋습니다.

여섯 번째, 키보드 작업을 할 때 팔꿈치는 90도로

오랜 시간 책상에 앉아 키보드 작업을 해야 할 때는 팔꿈치 각도에 신경 써야 합니다. 이때 의자 팔걸이가 있다면 팔꿈치 각도가 90도가 되도록 조절하기를 추천합니다.

일곱 번째, 바퀴가 없는 의자 사용하기

일할 때 의자 바퀴가 있으면 이동하기 좋지만, 좌우로 움직이며 압력이 한쪽으로 분산되거나 척추가 틀어질 수 있는 환경이 되기 때문입니다.

의자를 잘 골랐다면 이에 맞게 책상 높이를 설정할 차례입니다.

첫 번째, 키보드를 높일 수 있도록 책상 높이 조절하기

팔꿈치가 90도 이상 펴지면 척추가 구부정하게 변하기 쉽습니다. 책상 높이를 조절해 팔꿈치와 팔의 각도가 90도가 되게 맞춰주세요.

두 번째, 팔과 손목은 키보드와 수평으로

팔과 손목이 수평이 아닌 위로 젖혀지거나 밑으로 떨어진 채로 키보드 작업을 하면 손목 질환이 생기기 쉽습니다.

세 번째, 모니터 위치는 눈높이에 맞게 수평으로

노트북을 사용하기 위해 목을 숙이는 일이 지속되어 척추 질환이 생기는 경우가 생각보다 많습니다. 노트북을 사용할 때는 받침대를 사용해 최대한 눈높이 맞게끔 조절해 주세요.

이상적인 의자와 책상을 선택해도 몸이 불편할 수 있습니다. 우리 몸은 움직이게끔 진화했습니다. 가만히 한 자세로 있으면 심혈관 문제나 대사 문제가 생깁니다. 체형이 구부정해지고 틀어지면서 근골격계 질환이 생길 가능성이 높아집니다. 결국 자세를 자주 바꾸는 것이 중요합니다. 20분에 한 번씩 의자에서 일어나거나 물을 마시러 가는 등 움직여야 합니다. 특히 허리 척추 질환이 있다면 의자에 가만히 앉아 있기보다 움직여야 회복에 도움이 됩니다.

통증에서 해방되는 3분 허리 운동

1. 늑간근과 흉곽 하부 풀기

횟수: 5회 × 3세트

늑간근(갈비사이근)은 갈비뼈 사이에 위치한 근육으로, 호흡 근육이자 옆으로 구부리거나 회전할 때 사용됩니다. 흉곽 하부 안쪽에 위치한 횡격막과 겉에 복직근도 호흡의 주요 근육입니다. 이 근육들은 등, 허리 척추, 골반에 연결되어 척추 움직임에 영향을 줍니다. 손을 활용해 척추 가동 범위를 높여 주는 운동입니다.

• 운동 1(늑간근)

준비 자세

① 서서 앉아서 모든 자세에서 가능하다.

② 주먹을 가볍게 쥐고, 손가락 등쪽을 갈비뼈 사이에 놓는다.

운동 자세

① 갈비뼈 사이를 문지르듯 가볍게 문지르며 누른다.

② 위에서 아래로 움직이며 뻣뻣하고 아픈 부위를 찾아 반복한다.

③ 갈비뼈는 앞쪽부터 뒤쪽으로 이어져서 넓게 움직이며 늑간근을 풀어준다.

• 운동 2(흉곽 하부 이완)

흉곽 하부를 푸는 운동도 늑간근을 푸는 운동과 비슷합니다. 운동 1의 늑간근 운동 방법을 참고하여 스트레칭하세요.

준비 자세

① 서서 앉아서 모든 자세에서 가능하다.

② 양 손가락을 가볍게 구부린 후 흉곽 하부 갈비뼈 안쪽 라인에 손을 놓는다.

운동 자세

① 두 손을 안쪽으로 퍼 올리듯 가볍게 누른다.

② 흉곽 하부 라인을 따라 움직이며 뻣뻣하고 아픈 부위를 찾아 반복한다.

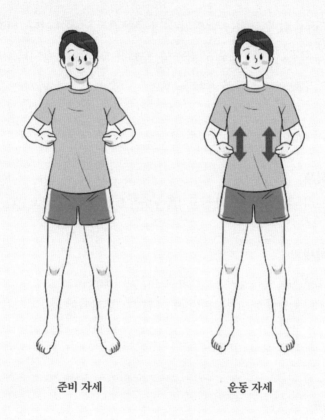

준비 자세   운동 자세

TIP

☑ 세게 누르지 않고 가볍게 해야 한다.

2. 엎드려서 상체 들기

횟수: 10회 × 2세트

엎드려서 상체 들기는 '맥켄지 신전 운동'으로도 불립니다. 허리를 앞으로 구부리면 디스크 구조물 중 수핵은 뒤로 이동합니다. 역학적으로 후방으로 이동한 수핵을 앞으로 이동시키기 위해 하는 운동입니다.

준비 자세
① 엎드려 누운 상태에서 양 팔꿈치를 구부린 후 손바닥을 지면에 댄다.

운동 자세
① 양 팔꿈치를 천천히 펴서 상체를 최대한 들어 올린다.
② 시선은 천장을 보고(화살표 방향) 5초간 자세를 유지한다.

TIP
☑ 허리 근육에 힘이 들어가지 않도록 운동하는 게 핵심이다.
☑ 앞쪽 골반이 지면에서 떨어지지 않도록 하고, 팔꿈치는 펼 수 있는 만큼 편다.

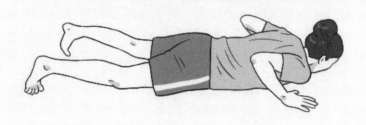

준비 자세

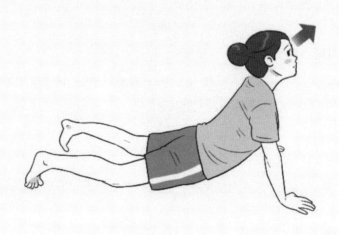

운동 자세

3. 네발기기에서 무릎 들기

횟수: 10회 × 3세트

네발기기에서 무릎 들기는 코어 전면 근육을 강화하는 운동입니다. 복근이 가장 활성화되지요. 코어 근육이 쓰이면서 어깨를 안정화하는 효과가 있습니다.

준비 자세

① 양 손바닥과 무릎이 어깨너비로 지면에 닿게 한 후 팔과 허벅지가 수직이 되도록 위치한다(네발기기 자세).

운동 자세

① 네발기기 자세에서 양 무릎을 지면에서 살짝 들어 올린다(화살표 방향).
② 2초간 유지하고 무릎을 다시 지면에 놓는다.

TIP

☑ 손목이 아픈 경우 네발기기 자세에서 팔꿈치만 지면에 대고 동일하게 실시한다.

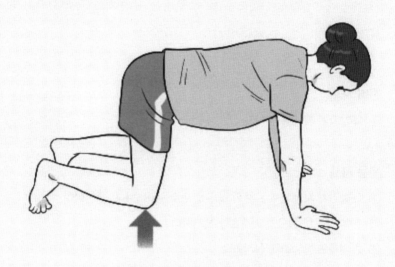

운동 자세

4. 네발기기 자세에서 팔, 다리 교차 들기

횟수: 10회 × 3세트

    네발기기 자세에서 팔, 다리 교차 들기는 코어 전면 근육, 상체 근육(삼각근), 하체 근육(대둔근) 및 균형력을 강화하는 운동입니다. 대표적인 허리 운동 중 하나이지요.

준비 자세
① 네발기기 자세를 취한다.

운동 자세
① 네발기기 자세에서 오른쪽 팔을 앞으로 들어 2초간 유지한다.
② 왼쪽 다리를 뒤로 뻗어 2초간 유지한다.
③ 반대쪽도 동일하게 실시한다.

TIP
☑ 동시에 팔과 다리를 교차로 들기 어려우면 팔과 다리 각각 나눠서 운동한다.
☑ 몸통이 좌우 많이 흔들리지 않고 팔다리가 몸통과 수평이 되도록 유지한다.

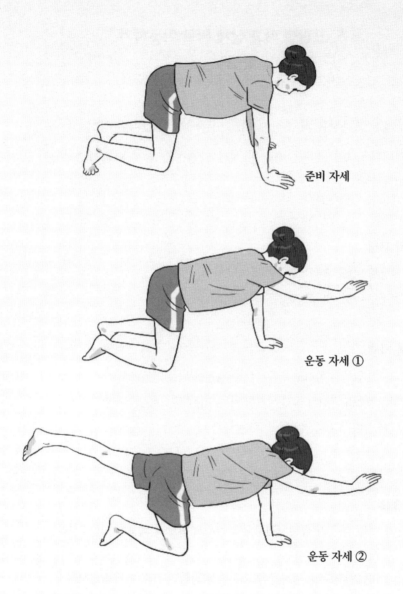

준비 자세

운동 자세 ①

운동 자세 ②

5. 고관절 펴고 상체 뒤로 이동하기

횟수: 10회 × 3세트

짧아진 고관절을 펴고 상체 뒤로 이동해 코어 근육을 강화하는 운동입니다. 코어 근육을 수축해 체간 안정성과 균형 감각을 향상시킵니다.

준비 자세

① 무릎을 90도 구부리고 지면에 댄다.
② 몸통을 바로 세우고 양팔을 앞으로 뻗는다.

운동 자세

① 고관절 앞쪽이 펴지도록 유지한 후 몸통을 뒤로 이동한다.
② 자세가 흐트러지지 않게 천천히 뒤로 이동하며 2초간 유지한다.
③ 다시 준비 자세로 돌아와 반복한다.

TIP
☑ 어깨, 허리가 젖혀지거나 구부러지지 않도록 몸통은 직립 자세를 유지한다.
☑ 엉덩이가 뒤로 빠지지 않고 고관절 앞쪽이 펴지는 게 중요하다.

매일 통증

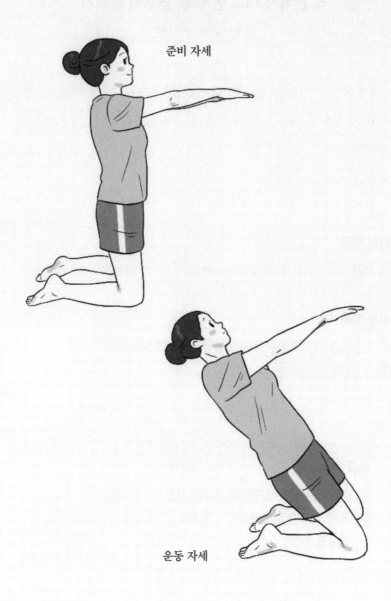

준비 자세

운동 자세

6. 손깍지 끼고 만세 후 옆구리 늘리기

횟수: 10회 × 2세트

요방형근은 허리를 뒤로 젖히는(신전) 동작을 할 때 사용됩니다. 한쪽만 쓰일 경우 골반을 들어 올리는 역할을 합니다. 옆구리 늘리기는 요방형근, 늑간근을 늘려서 허리와 골반 균형을 향상시키는 스트레칭입니다.

준비 자세
① 어깨너비로 다리를 벌리고, 만세 후 손바닥이 천장을 향하게 깍지를 낀다.

운동 자세
① 왼쪽으로 천천히 몸통을 구부려 옆구리를 늘리며 2초간 유지한다.
② 오른쪽도 동일하게 실시한다.

TIP
- ☑ 허리가 삐끗하지 않도록 최대한 천천히 스트레칭 한다.
- ☑ 하체와 골반이 고정되도록 유지하고, 몸통 옆구리에서만 움직이도록 한다.

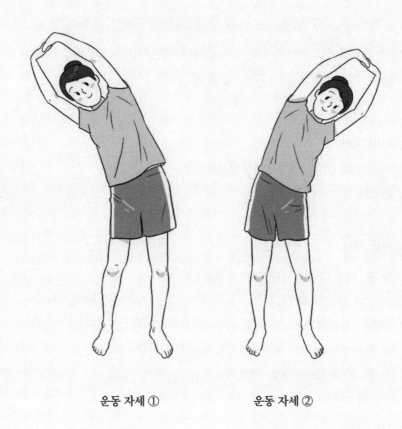

운동 자세 ①　　　　　　운동 자세 ②

7. 만세 후 하체 뒤집기

횟수: 10회 × 3세트

    만세 후 하체 뒤집기는 몸통 회전, 엉덩이 근육 강화와 고관절 굴곡 근육을 늘리는 데 좋은 운동입니다. 급성기나 허리 통증이 심한 경우는 피하고, 통증이 없을 때 해야 합니다.

준비 자세

① 엎드려 누운 상태에서 양팔을 앞으로 뻗는다.
② 두 다리는 어깨 너비로 벌린다.

운동 자세

① 왼쪽 다리를 들어 왼쪽으로 몸통을 회전한다.
② 팔을 뒤로 들거나 반동하지 않고 하체로만 움직임이 일어나게 한다.
③ 다리와 몸통이 자연스럽게 뒤집히면 정면을 보고 만세 한 자세가 된다.
④ 다시 준비 자세로 돌아온 후 ①번 운동을 반복한다.
⑤ 반대쪽도 동일하게 실시한다.

TIP
☑ 팔 힘을 사용하면 안 된다.

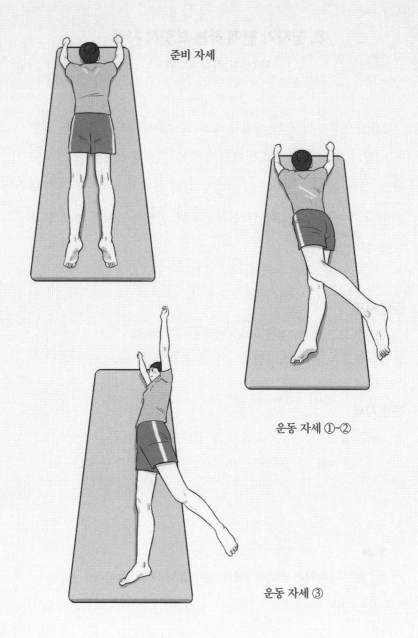

준비 자세

운동 자세 ①~②

운동 자세 ③

8. 잠자기 전에 하는 브릿지 자세

횟수: 10회 × 3세트

   고관절 안쪽 내전근과 바깥쪽 외전근은 골반 경사에 밀접한 영향을 미칩니다. 평소 다리를 벌리는 습관이 있는 경우 무릎 모으기 동작, 다리를 모으는 습관이 있는 경우 다리 벌리기 동작으로 운동하는 것을 추천합니다. 고관절 주위 근육과 엉덩이 근육을 동시에 강화할 수 있습니다.

준비 자세
① 천장을 보고 똑바로 누운 상태에서 무릎을 구부린다.
② 손바닥이 천장을 향하게 한 후, 손등과 날개뼈는 지면을 살짝 누른다.

운동 자세
① 허벅지를 안쪽으로 모으고 엉덩이를 올린 후 2초간 버틴다(내전근 강조).
② 허벅지를 바깥으로 벌리고, 엉덩이를 올린 후 2초간 버틴다(외전근 강조).

TIP
☑ 브릿지 동작은 최대한 천천히 올리고 내리며 운동한다.

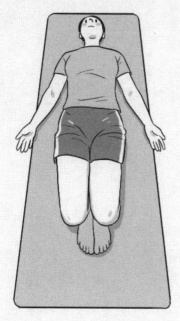

운동 자세 ①

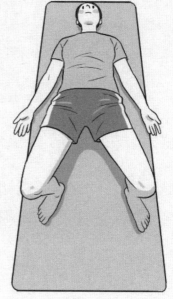

운동 자세 ②

5장

건강한 다리가
혈액 순환을 좌우한다

———

다리 통증 바로잡기

내 골반은 어느 쪽으로
틀어져 있을까?

—

평소 치마가 유독 한쪽으로 돌아가거나 바지가 한쪽만 더 끌리는 사람이 있습니다. 배꼽이 중앙보다 한쪽으로 치우친 사람도 있지요. 양쪽 엉덩이의 높낮이가 다르거나 한쪽만 더 튀어나와 있기도 합니다. 허리와 골반 통증이 자주 일어나는, 골반이 틀어져서 생기는 사례입니다.

평소 짝다리, 양반다리, 다리 꼬기를 자주 하면 결국 골반은 틀어집니다. 틀어진 골반이 허리 척추부터 휘면서 허리 질환과 측만증을 일으킬 확률이 높아집니다. 또한 하체 뼈도 정렬이 틀어지며 무릎 질환이 생기기도 합니다.

다음에 나오는 그림을 참고해 보세요. 골반이 앞으로 기울어지면 '전방 경사'라 표현합니다. 반대로 뒤로 골반이 기울어지면 '후방 경사'입니다. 골반 앞쪽에 위치한 뼈 전상장골극(ASIS)과 치골결합(PS)이 수직인 경우 '골반 중립'이라 부릅니다. 골반 중립은 이상적인 자세입니다. 즉 전상장골극이 치골결합보다 앞에 위치하면 전방 경사, 반대로 뒤에 위치하면 후방 경사로 분류합니다.

만약 집에서 스스로 골반 경사 정도를 확인하고 싶다면, 바지를 입었을 때 허리 부위를 관찰해 보세요. 옆에서 봤을 때 바지가 일(一)자로 위치하면 골반 중립 상태입니다. 바지가 앞으로 기울어 있는 것 같으면 전방 경사, 뒤로 기울어진 것 같으면 후방 경사입니다.

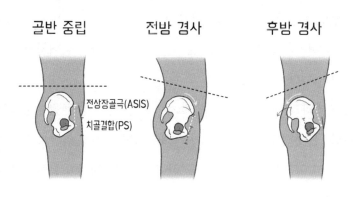

골반 경사 확인하기

내 골반은 얼마나 틀어져 있을까?

골반은 천골(엉치뼈), 미골(꼬리뼈), 양쪽 관골(장골, 좌골, 치골)로 이루어집니다. 골반 전방 경사는 허리 척추 관절의 간격이 좁아지며 허리 근육이 뻐근하게 뭉치기 쉬운 상태를 뜻합니다. 또한 후관절 증후군, 척추관협착증이 생기기 쉬운 상태이지요. 골반 후방 경사는 허리 척추 관절이 벌어지며 추간판탈출증이 생기기 쉬운 일자허리 자세를 만듭니다.

골반이 앞뒤로만 기울어지면 교정하기 쉽습니다. 하지만 넘어져 크게 다치거나 오랜 기간 잘못된 자세로 지냈다면 관골이 한쪽으로 치우쳐져 골반 틀어짐이 심할 수 있습니다. 이런 경우 교정하는 데 시간이 필요합니다.

내 골반이 얼마나 틀어졌는지 알고 싶다면 엎드린 자세에서 고관절 회전 각도를 확인하면 됩니다. 다음에 나오는 그림과 같이 엎드린 상태에서 무릎을 90도로 구부리고 바깥쪽, 안쪽으로 회전 정도를 살펴 골반 위치를 평가하는 방법이지요.

고관절을 옆으로 벌렸을 때 지면과 벌어진 각도가 45도이면 중립으로 보고, 45도 이하면 내회전된 상태, 45도 이상이면 외회전된 상태입니다. 예를 들어 왼쪽 고관절 회전 각도는 75도, 오른쪽 고관절

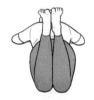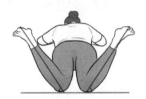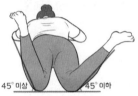

45° 이상   45° 이하

고관절 회전 검사 방법

회전 각도가 30도면 왼쪽은 외회전 상태, 오른쪽은 내회전 상태인 것이지요. 왼쪽 골반은 전상방, 오른쪽 골반은 후하방된 상태로, 이를 토대로 교정 운동을 진행합니다.

　골반이 틀어진 정도는 관골과 엉치뼈 위치를 살펴보면 더 정교하게 분석하고 교정할 수 있습니다. 앞서 설명한 골반의 경사 정도, 고관절 회전 각도 확인만으로 골반 상태를 살핀 후 뒤에 나오는 스트레칭과 운동을 꾸준히 하면 충분히 교정할 수 있습니다. 허리, 골반 통증이 극심하거나 근력 약화로 무기력하지 않다면 스스로 골반 상태를 확인하고 틀어진 골반이 중립이 되도록 교정해 보세요.

밤에 다리가
퉁퉁 붓는다면

—

다리 부종 때문에 다리가 퉁퉁 붓는 증상은 생각보다 흔하게 발생합니다. 밤만 되면 아침에 비해 다리가 부어 있어 바지 벗기가 힘들고, 롱부츠를 신었을 때 갑자기 조이는 느낌 때문에 불편함이 느껴지지요. 특히 남성보다 여성이 다리 통증과 무거움을 더 호소합니다. 오전보다 오후, 밤으로 갈수록 다리에 부종이 생기기 쉽습니다. 다리가 붓는 대표적인 원인은 다음과 같습니다.

첫 번째, 한 자세로 오래 있을 때

동맥은 심장의 압력으로 혈액이 팔과 다리 등 말초까지 전달됩니다. 정맥으로 다시 순환해야 하는데, 가만히 서 있거나 앉아 있으면 압력에 영향을 미쳐 잘 순환하지 못합니다. 근육은 수축과 이완을 반복하며 혈액 순환을 원활하게 만들어 줍니다. 서 있거나 앉아 있는 등 한 자세가 오래 지속되면 혈액 순환이 잘 되지 않아 결국 부기가 심해집니다.

종아리(장딴지) 근육은 '제2의 심장'이라 불립니다. 종아리 근육이 수축, 이완하면서 정맥이 다시 심장으로 돌아갈 수 있게 펌프 역할을 해 주기 때문이지요. 종아리 근육을 잘 풀고 강화하며 펌프 역할을 잘 할 수 있게 관리해 주세요. 일상생활 중 자세를 자주 바꾸거나 하체 스트레칭과 종아리 마사지를 자주 해 주면 부기가 줄어듭니다. 잘 때 큰 베개를 종아리 밑에 올려 심장보다 높게 드는 하지거상법도 효과적입니다.

두 번째, 부적절한 식습관으로 인한 체액 저류

자세를 자주 바꾸고 종아리를 잘 풀고 관리해도 자주 붓는다면 식습관을 꼭 확인해야 합니다. 염화나트륨이 많은 맵고 짠 음식은 전해질 불균형을 일으킵니다. 몸에 수분 성분이 더 필요해서 다리가 더 붓지요. 과도한 알코올 섭취도 몸을 붓게 만듭니다. 알코올을 분해하려면 수분이 필요합니다. 체액 불균형이 생길 수 있는 식습관을 관리해야 부기를 줄일 수 있습니다.

세 번째, 질환이나 특수한 상황

심부전, 신장 질환, 임신 등으로 다리 부종이 생길 수 있습니다. '울혈성 심부전'은 순환기 질환으로 '심장이 신체 조직이나 기관에서 필요한 혈액(특히 산소)을 공급할 수 없는 병태생리학적 상태'를 말합니다. 나이가 들어 심장 기능이 감소하면 울혈성 심부전으로 다리가 부을 수 있습니다.

신장은 노폐물을 배설하고 체내 항상성을 유지합니다. 신장에 문제가 생기면 체액 불균형이 생겨 다리가 붓습니다. 임신 중에 자궁이 커지며 다리로 가는 혈관이 압박되면서 부종이 유발되어 평소보다 다리가 쉽게 붓습니다.

장시간 한 자세를 피하고 종아리를 관리했는데도 회복이 잘 안 된다면 병원에서 검사를 받아야 합니다. 자세나 근골격계 문제가 아닌 순환기 질환일 경우 빠른 검사와 처치가 필요합니다. 다리 부기는 근육 상태뿐만 아니라 순환 및 대사 문제로 발생하므로 주의 깊게 살펴야 하지요.

다리가 무겁거나 뭉친 느낌이 아닌 저리거나 당기는 느낌인 경우

신경 문제일 수 있습니다. 다리 상태는 관심을 가지고 잘 살펴봐야
합니다.

양반다리는
만성 통증으로 이어진다

—

우리나라는 바닥에 앉는 좌식 문화에 익숙합니다. 그러다가 점점 의자를 사용하는 환경으로 바뀌기 시작했지요. 이제는 식당이나 장례식장에서도 책상과 의자를 사용하는 경우가 훨씬 많습니다. 하지만 바닥에 앉는 생활 습관이 바뀌어도 양반다리를 하는 사람은 아직도 꽤 많습니다.

양반다리는 엉덩이를 바닥에 대고 다리를 구부리고 포개어 앉는 자세입니다. 심지어 의자에서 양반다리로 앉아 일하는 분들도 계십니다. 양반다리를 생활화하는 사람 중 만성 통증으로 고생하는 사례가 꽤 있습니다.

양반다리는 몸의 균형을 무너뜨린다

양반다리는 골반, 허리, 고관절, 무릎 질환에 영향을 미칩니다. 양반다리는 골반 후방 경사를 만드는데, 후방 경사는 척추뼈가 뒤로 구부려지고 추간판 중 수핵을 후방으로 이동하게 만듭니다. 등받이 없는 바닥에 오래 앉아 있으면 척추에 부하도 많이 생깁니다. 등받이가 있으면 척추에 실리는 부하는 약 30퍼센트 정도 줄어듭니다. 장시간 양반다리로 앉아 있으면 척추기립근, 요방형근 같은 허리 근육이 자세 유지를 위해 계속 쓰일 수밖에 없습니다. 우리의 허리와 등이 자주 뻐근한 이유지요.

무릎을 구부려 두 다리를 포개면 자연스럽게 위아래 높낮이가 생겨 좌우 골반 높이를 비대칭으로 만듭니다. 다리가 밑으로 간 쪽으로 체중이 실리고 중력을 이겨내기 위해 척추를 반대로 세우게 되지요. 오래 양반다리를 하는 사람은 골반 후방 경사로 일자허리가 되기 쉽습니다. 골반 높낮이 비대칭은 심지어 측만증으로 이어집니다. 척추가 좌우로 틀어지면 추간판 내 수핵은 뒤로, 옆으로 튀어나오기 쉬운 역학 자세가 됩니다.

그렇다면 다리를 번갈아 가면서 양반다리를 하면 교정되지 않을까요? 아닙니다. 틀어진 골반과 척추가 다시 틀어지는 결과로 이어집니다. 양반다리를 하면 골반 관골구와 대퇴골두를 잇는 고관절이 바깥쪽으로 회전됩니다. 고관절이 옆으로 벌어지고 접히기 때문에 장요근, 태퇴직근이 짧아지고 불균형이 생깁니다. 엉덩이도 한쪽으로 쏠려 체중 부하 비대칭이 생깁니다.

양반다리는 무릎에도 영향을 미칩니다. 특히 무릎 사이가 벌어지는 O다리를 만들어 무릎 주위 근육과 인대를 긴장하게 만들고 불균형을 만듭니다. 반대로 무릎이 많이 구부러질수록 관절 간격은 좁아지고 연골 손상 확률이 높아집니다. 시간이 흐른 후 퇴행성관절염의 원인 중 하나가 됩니다.

양반다리로 오래 앉아 있으면 다리가 저립니다. 혈액 순환이 안되고 신경이 압박되기 때문이지요. 양반다리로 생기는 증상을 완화하는 가장 효과적인 방법은 양반다리를 하지 않는 것입니다. 부득이하게 바닥에 앉는 경우 벽에 허리를 대거나 발을 앞으로 뻗어서 앉는 등 자주 자세를 바꿔야 합니다.

O다리,
X다리

—

성장기 학생뿐만 아니라 성인 중에서도 무릎이 휘어 교정하는 경우가 꽤 있습니다. 일반적으로 무릎 사이는 일자 형태로 붙어 있어야 합니다. 선천적인 구조 또는 잘못된 자세 습관은 무릎을 휘게 만듭니다. 미용상의 문제뿐만 아니라 무릎의 휜 정도가 심하면 퇴행성관절염, 인대 손상 등 무릎 질환으로 이어집니다.

무릎 휜 다리 유형은 크게 O다리, X다리 형태로 나뉩니다. 여기에 대퇴골(넙다리뼈)와 경골(정강이뼈) 정렬 및 형태에 따라, 발목 정렬 및 형태에 따라 O자형, X자형, XO자형, 무릎 아래 O자형 다리

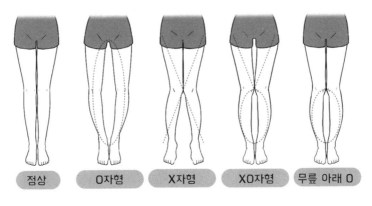

정상 　 O자형 　 X자형 　 XO자형 　 무릎 아래 O

휜 다리 유형

로 나뉩니다. 이 네 가지 형태는 대퇴골과 경골이 안쪽, 바깥쪽으로
틀어졌느냐에 따라 세부적으로 분류합니다. 모두 비슷해 보이더라
도 각각 교정하는 방법이 다릅니다.

O다리(내번슬)

서서 발목 안쪽을 붙였을 때 양쪽 무릎 사이가 2.5센티미터 이상
이면 O자형 다리로 볼 수 있습니다. 전형적인 자세성 O다리는 대
퇴골 내회전과 발의 회내(엎침) 형태를 띱니다. 정확하게는 무릎 외
측면 각도가 180도 이상일 때를 O다리로 진단합니다. 퇴행성관절
염 환자에게 많이 보이는 다리 형태이지요.

O다리 유형은 무릎 안쪽과 발목 바깥쪽에 압박 스트레스를 주고,

무릎 안쪽 연골에 체중 부하가 생기며 연골 손상에 노출됩니다. 오랫동안 양반다리를 하거나 다리를 벌리고 쪼그려 앉아서 일하는 경우에 O다리가 될 수 있습니다. O다리를 교정하기 위해서 일반적으로 짧아진 근육인 대퇴사두근, 고관절 내회전근, 박근, 박건양근, 반막양근, 종아리 근육을 이완하거나 스트레칭해야 합니다. 또한 고관절 외회전근, 대퇴이두근, 슬와근, 후경골근, 장지굴근 등의 근육을 강화해야 합니다.

X다리(외번슬)

전형적인 자세성 X다리는 고관절의 과도한 내전, 내회전과 경골(정강이뼈)의 바깥쪽 비틀림 및 평발 형태를 띱니다. 서서 무릎을 붙였을 때, 발목 사이가 8센티미터 이상이면 X다리로 봅니다. 정확하게는 무릎 외측면 각도가 165도 이하일 때를 X다리로 진단합니다. 6~7세까지는 X다리 형태가 많은데, 이후에는 자연스럽게 다리가 일자가 되어야 합니다. 걸을 때 무릎 사이가 부딪히기도 하고 무릎 안쪽에 스트레스가 더 가해져 무릎 인대(전방십자인대, 내측측부인대) 손상 위험이 높아지기 때문이지요.

교정 방법은 짧아진 대퇴이두근, 대퇴근막장근, 고관절 내전근, 종아리 근육을 스트레칭하고 박근, 반건양근, 반막양근, 봉공근 등 허벅지 앞뒤로 안쪽에 위치한 근육을 강화해야 합니다.

XO다리

대퇴골, 경골이 안쪽으로 회전되고 경골 사이가 O자 형태로 벌어진 경우입니다. 전체적으로는 X자 형태인데, 경골 부위는 O 형태를 띠는 다리 모양입니다. 무릎이 과하게 펴져 있는 과신전 상태인 '전반슬' 현상을 관찰할 수 있습니다. 대퇴골과 경골이 앞뒤로 변형이 생겨 무릎이 틀어져 있습니다. XO다리가 오래된 경우 근육과 인대가 늘어나 무릎은 불안정해지고 퇴행성관절염 등 무릎 질환으로 이어집니다.

전반슬을 동반한 XO다리를 교정하려면 일반적으로 짧아진 대퇴사두근, 가자미근을 스트레칭해야 합니다. 또한 허벅지 뒤쪽 근육인 햄스트링과 슬와근(오금근), 비복근(장딴지근)을 강화해야 합니다.

무릎 아래 O다리

대퇴골 각도는 일자인데, 무릎 아래인 경골이 O자인 형태입니다. 무릎 아래 경골이 O자인 경우에 발목 안쪽은 공으로 조이거나 종아리 근육을 스트레칭하며 교정할 수 있습니다.

이 외에도 한쪽 발목 염좌(삠), 무릎 손상, 고관절 회전 불균형, 골반 틀어짐 등에 따라 한쪽 무릎만 휘는 유형이 생기기도 합니다. 무릎을 교정할 때는 무릎 휜 유형을 살피되 각각의 관절 가동 범위, 근육 상태를 종합적으로 살펴야 합니다. 왜냐하면 고관절, 무릎, 발목 관절과 대퇴골, 경골 등 관절, 뼈의 정렬이 사람마다 다르게 변형될 수 있기 때문이지요.

만약 선천적인 구조적 문제가 심하다면 외과적 처치가 필요합니다. 자세 습관이나 근육 불균형으로 무릎이 휜 경우는 틀어진 정도에 따라 차이가 있지만 교정이 어느 정도 가능합니다. 양반다리, 짝다리, 다리 꼬기, 쪼그려 앉기 등 일상에서 무릎 변형에 영향을 줄 수 있는 나쁜 자세를 먼저 피해 보세요.

신발 밑창이
한쪽만 닳는다면

——

사실 평소 건강할 때는 발의 중요성을 잘 모릅니다. 걸어가다가 뾰족한 물체에 발을 찔렸던 경험을 생각해 보세요. '앗' 하고 놀라며 자세가 순식간에 바뀝니다. 다치거나 찔린 쪽으로 딛지 않기 위해 한쪽으로 서 있거나 걷게 됩니다. 좌우 불균형이 생기고 상대적으로 더 딛는 곳에 체중 부하가 실립니다. 비대칭으로 체중 부하가 이어지면 체중이 더 실리는 쪽으로 신발이 닳습니다.

내 발이 어떤 상태인지 확인하려면 먼저 신발을 신지 않는 상태에서 발을 살펴보는 것이 순서입니다. 발바닥에 굳은살이나 사마귀 같은 체중 부하에 영향을 주거나 받는 부위가 있는지 확인해 보세요. 그리고 신발 밑창을 살피며 체중 압력이 어디에 더 생겼는지 살피면 됩니다.

　신발을 바꿔야 할지, 기능성 깔창을 사용해야 할지, 발바닥 체중 분산을 위한 운동을 해야 할지 경우에 따라 대처법이 다릅니다. 유독 신발 밑창이 한쪽만 닳는다면 평소 움직임과 생활 습관 좋지 않다는 뜻입니다. 걸을 때나 서 있을 때 체중 부하가 많이 일어나는 부분이 더 닳을 수밖에 없지요. 골반이 틀어지거나 무릎이 O, X자 형으로 휘거나 무지외반증 등 발 변형으로 인해서도 문제가 생길 수 있습니다. 신발이 한쪽만 심하게 닳는 것은 양쪽 비대칭이 심하다는 증거입니다.

다리 길이 차이가 신발에 미치는 영향

　다리 길이 차이가 있는 경우도 신발 밑창에 영향을 미칩니다. 선천적으로 좌우 다리 길이가 다른 경우에는 짧은 쪽에 깔창을 끼는 등 보상 작용을 고려해야 합니다. 후천적인 다리 길이 차이는 골반이 틀어져 있거나 골절, 고정으로 인한 근육 불균형으로 생깁니다. 근육 상태를 확인해 맞춤 운동과 자세 습관을 바꿔 교정을 진행해야 합니다.

구조적인 다리 길이를 검사하기 위해서는 천장을 보고 누운 상태에서 양발을 10~20센티미터 정도 옆으로 벌린 후 골반 앞쪽에 전상장골극(ASIS)과 발목 안쪽 복사뼈 길이를 측정해 좌우를 비교합니다. 후천적인 기능적 다리 길이 검사는 배꼽에서 발목 안쪽 복사뼈 길이를 측정해 좌우를 비교한 후 확인합니다. 이때 다리 길이가 차이 나면 비대칭으로 불균형한 상태입니다.

평소 치마나 바지가 왼쪽으로 돌아가 있다면 골반이 왼쪽으로 휜 경우입니다. 이렇게 되면 체중 부하가 왼쪽에 더 실리고 신발 밑창의 왼쪽 바깥쪽에 압력이 더 실립니다. 왼쪽으로 골반이 휘고 무게 중심이 바깥이라면 발뒤꿈치, 발바닥, 엄지발가락으로 이어지는 보행 주기에서 압력이 달라집니다.

왼쪽 밑창 중 발뒤꿈치 바깥쪽에 힘이 실리거나 고관절 외회전이 심하면 발바닥 바깥쪽으로 조금 더 밑창이 닳습니다. 무릎이 O자형일 때는 신발 밑창 바깥쪽, X자형일 때는 신발 밑창 안쪽이 흔히 닳습니다. 무지외반증이 심한 경우 엄지발가락 쪽 아래 밑창이 닳기도 합니다.

50대 중반 종태 님은 평생 O다리를 교정하는 게 꿈이었다고 말했습니다. 20대 후반부터 무릎 사이가 벌어지는 게 신경 쓰였는데, 점점 심해졌다고 합니다. 처음에는 O다리가 보기 좋지 않아 싫었지만, 시간이 흐르면서 무릎 안쪽과 허리가 아프기 시작했습니다. 업무 중 다리를 벌리고 쪼그려서 물품을 옮기는 동작도 무릎과 허리 통증이 일으키는 원인 중 하나였습니다.

다리 길이를 측정해 보니 기능적 다리 길이에서 1센티미터 정도 차이가 났습니다. 기능적 다리 길이는 안 좋은 자세 습관과 근육 불균형으로 인해서 나타나는 증상입니다. 골반 → 무릎 → 발로 이어지는 하체 교정 운동을 시작했습니다. 3개월 후 무릎 사이가 2센티미터 줄어들어 전보다 O다리 증상이 완화되었습니다. 반복적인 업무 동작으로 인해 간혹 통증이 있긴 했지만 예전보다 훨씬 고통받지 않게 되었습니다.

성인이 된 후 체형이 바뀌지 않는다고 생각하는 분들이 더러 있습니다. 선천적인 문제가 아니라면 후천적인 문제는 교정이 가능합니다. 100퍼센트 완벽하게 교정하는 것이 아닌, 70~80퍼센트를 목표로 한다면 시간이 걸려도 교정이 가능합니다. 70~80퍼센트의 교정으로도 근골격계 통증이 줄어들고 몸은 점점 회복됩니다.

체중과 걸음걸이는 발바닥에 영향을 미칩니다. 가만히 서 있거나 앉아 있을 때도 영향을 받지만, 걷는 동안 체중이 실리는 곳에 더 부하를 받지요. 따라서 움직이지 않을 때의 발바닥 압력과 보행 시 발바닥 압력을 충분히 고려해 맞춤 깔창을 고르고 교정 운동을 진행해야 합니다. 대부분 대칭적인 자세 습관을 기르면 한쪽만 신발 밑창이 닿는 불균형을 어느 정도 줄일 수 있습니다.

다리를 꼬면
척추가 점점 틀어진다

—

　우리는 자신의 자세가 어떤지 의식하기 쉽지 않습니다. 무의식적으로 자세가 좋은지 나쁜지 모른 채 계속 생활하지요. 뇌는 반복적인 동작과 자세를 기억합니다. 나쁜 자세가 굳어지면 뇌는 틀어진 나쁜 자세가 정상이라 느끼고, 나쁜 자세로 살다 보면 근육, 관절은 그 자세에 맞게 움직입니다. 반대로 나쁜 자세를 의식적으로 좋은 자세로 바꾸기 위해 노력하면 뇌는 좋은 자세를 인지하고 적응합니다.

　우리가 무의식적으로 하는 나쁜 자세 습관 중 하나는 바로 '다리 꼬기'입니다. 다리를 꼬는 자세가 너무 편해 다리 꼬기를 더 의식적으로 하는 사람도 있을 정도입니다. 하지만 결론적으로 말하면 다리 꼬기는 척추에 매우 안 좋습니다. 골반 높낮이가 생기고, 골반 높낮이 변화로 인해 골반 비대칭이 생기기 때문입니다.

예를 들어 오른쪽 다리를 왼쪽 허벅지 위로 완전히 올려 다리를 꼬면 오른쪽으로 무게가 쏠립니다. 척추는 왼쪽으로 세워 직립을 유지하려고 하지요. 척추뼈에서 옆으로 튀어나온 양옆의 횡돌기 중 오른쪽 횡돌기 사이가 벌어지고, 추간판 내 수핵은 뒤쪽, 오른쪽으로 이동합니다. 즉, 허리디스크가 생기기 쉬워집니다. 심지어 허벅지와 종아리가 압박되어 혈액 순환 문제도 생길 수 있습니다.

다리 꼬기를 잠깐 한다고 체형이 아예 바뀌는 것은 아닙니다. 아주 오랫동안 쌓여야 몸이 변하지요. 발목을 허벅지 위로 살짝 걸쳐 올리는 것도 다리 꼬기에 해당합니다. 평소 앉아 있을 때 허벅지가 11자가 되도록 앉는 것이 이상적인 자세입니다. 고관절 위치가 틀어지며 골반과 척추가 보상 작용을 일으킵니다. 허벅지든 발목이든 포개 올리는 자세는 반드시 피해야 합니다.

불편함은 잠시, 바른 자세를 유지하는 연습

평소 다리 꼬기를 자주 한다면 처음에는 11자로 앉는 것이 매우 불편합니다. 다리를 꼬아야 편하다고 느껴지는데, 11자로 유지하고 반듯하게 앉으면 오히려 어색하지요. 하지만 11자로 바르게 앉다 보면 몸은 적응합니다. 뇌가 11자로 앉는 자세를 인지하면 반대로 다리를 꼬면 불편하게 인식하지요. 처음 습관을 바꾸는 것은 정말 어려운 일이지만 바른 자세를 유지하다 보면 바른 자세가 점점 편해집니다. 그때까지 참고 습관을 들여야 합니다.

간혹 다리를 왼쪽으로만 꼬는 사람이 반대쪽인 오른쪽으로 꼬면 괜찮아지지 않을지 궁금해합니다. 하지만 그런 행동은 한 번 틀어져 있는 몸을 한 번 더 트는 행위와 같습니다. 이상적인 11자 자세를 기준으로 자세를 교정해야 합니다. 다리 꼬기를 피하고 골반, 고관절, 무릎 주위 근육을 스트레칭하고 대칭으로 근육을 강화하면 자세는 점점 좋아집니다. 자세 교정은 나쁜 자세를 피하고 해부학적 위치인 이상적인 정렬로 운동하고 유지하는 게 원칙입니다.

다리를 꼬면 허벅지와 종아리가 맞붙어 압박됩니다. 근육 압박은 혈액 순환 문제로도 이어지지요. 신체 조직은 간격이나 위치가 어느 정도 유지되어야 합니다. 간격이 좁아지면 압박되어 순환과 대사가 잘 안 일어날 수 있습니다. 근골격계 질환뿐만 아니라 순환 장애를 예방하기 위해서도 다리 꼬기는 피해야 합니다. 다리 꼬기를 안 하는 것만으로도 순환 장애가 괜찮아지곤 합니다.

1. 대퇴직근 늘리기

횟수: 10회 × 2세트

허벅지 앞쪽 근육인 대퇴사두근은 대퇴직근, 내측광근, 중간광근, 외측광근 네 개 근육을 총칭합니다. 이 중 대퇴직근은 무릎과 고관절을 가로지르는 관절입니다. 앉아 있거나 다리를 앞으로 들어 올리는 동작에서 근육이 짧아지고 약해집니다. 허리, 고관절, 무릎 질환이 있을 때 대퇴직근 늘리기를 꾸준히 하면 도움이 됩니다.

준비 자세

① 옆으로 누운 상태에서 오른팔을 구부려 머리에 베개처럼 놓는다.

② 왼쪽 무릎을 구부린 후, 왼손으로 발등을 잡는다.

운동 자세

① 허벅지를 뒤쪽으로 이동하고, 손으로 천천히 당겨 10초간 유지한다.

② 반대쪽도 동일하게 실시한다.

TIP

☑ 몸통이 돌아가지 않도록 한다.

☑ 스트레칭 시 무리하게 늘리거나 반동을 주지 않는다.

매일 통증

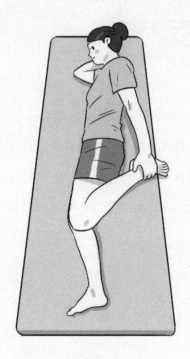

준비 자세

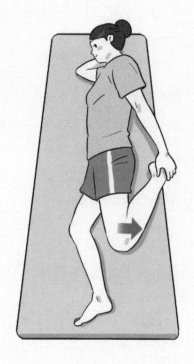

운동 자세

2. 고관절 내전근 늘리기

횟수: 10회 × 2세트

허벅지 안쪽 근육인 고관절 내전근은 허벅지를 모으는 동작에 관여합니다. 고관절 내전근이 짧거나 약해서 불균형이 생기면 골반과 대퇴골(넙다리뼈) 부정렬로 허리, 골반, 무릎 질환에 영향을 미칩니다. 평소 다리 모으는 습관을 피하고 다리를 모아 주는 스트레칭을 꾸준히 해 주세요.

준비 자세
① 네발기기 자세를 취한 후 허벅지가 최대한 벌어지도록 벌린다.

운동 자세
① 준비 자세에서 엉덩이가 아래로 가도록(화살표 방향) 천천히 앉은 후 10초간 유지한다.

TIP
- ☑ 무릎에 매트나 수건을 대고 운동한다.
- ☑ 스트레칭 시 무리하게 늘리거나 반동을 주지 않는다.

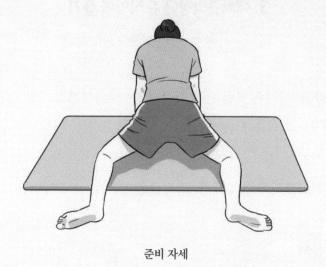

준비 자세

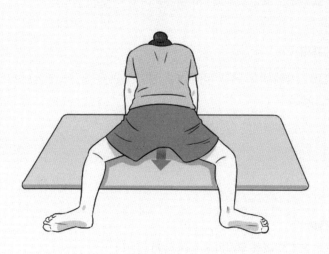

운동 자세

3. 대퇴근막장근 움직이며 풀기

횟수: 5회 × 2세트

대퇴근막장근은 골반 측면 위쪽 전상장골극에서 슬개골 바깥쪽과 정강이뼈 외측에 위치합니다. 대퇴근막장근은 엉덩이, 무릎 통증과 관련이 있는 근육입니다. 대퇴근막장근 움직이며 풀기는 고관절 내전근을 강화하고, 대퇴근막장근을 이완하는 방법입니다.

준비 자세
① 옆으로 누운 상태에서 왼팔을 구부려 머리에 베개처럼 놓는다.
② 왼쪽 다리는 뻗고 오른쪽 다리를 구부려 앞쪽에 놓는다.

운동 자세
① 준비 자세에서 오른쪽 다리를 위로 들어 올린 후(화살표 방향) 3초간 유지한다.
② 반대쪽도 동일하게 실시한다.

TIP
☑ 올린 다리를 무리하게 높이 들지 않는다.

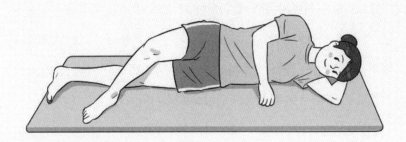

준비 자세

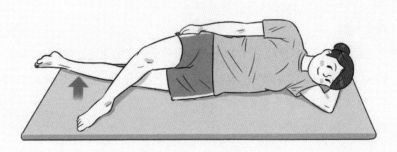

운동 자세

4. 누워서 햄스트링 늘리기

횟수: 10회 × 2세트

햄스트링은 허벅지 뒤쪽에 위치한 큰 근육입니다. 무릎을 구부리는 데 주로 사용되지요. 오래 앉아 있거나 무릎을 구부리는 동작을 하면 햄스트링이 짧아지며 약해집니다. 햄스트링은 허리, 골반 문제뿐만 아니라 무릎 질환에도 영향을 미칩니다.

준비 자세
① 천장을 보고 누운 상태에서 양 무릎을 구부린다.
② 왼쪽 다리 발뒤꿈치를 벽이나 의자에 올려놓는다.

운동 자세
① 먼저 준비 자세에서 오른쪽 발목을 발등 쪽으로 젖힌다(굵은 화살표).
② ①번 동작에서 발뒤꿈치는 천장으로 밀어 올린다는 느낌으로 올려 10초간 유지한다(얇은 화살표).
③ 반대쪽도 동일하게 실시한다.

TIP
☑ 반동을 주거나 무리하게 스트레칭 하지 않는다.

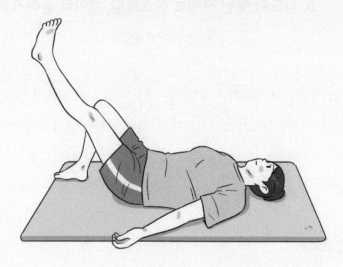

준비 자세

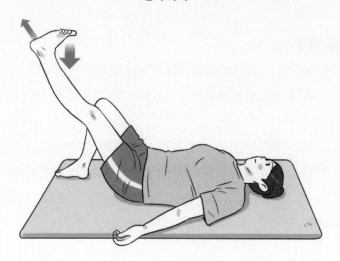

운동 자세

5. 엎드려 뻗친 자세로 햄스트링, 종아리 늘리기

횟수: 10회 × 2세트

오래 앉아서 일하거나 생활하는 경우 다리 뒤쪽 근육인 햄스트링과 종아리가 짧아지고 약해집니다. 혈액 순환도 잘되지 않고 무릎, 종아리 질환에 영향을 줍니다. 엎드려 뻗친 자세에서 햄스트링과 종아리를 동시에 늘리고, 코어 근육도 활성화하는 운동입니다.

준비 자세
① 네발기기 자세에서 무릎을 펴서 엎드려 뻗친 자세를 취한다.

운동 자세
① 양손은 지면에 붙인 상태에서 움직이지 않는다.
② 왼쪽 다리를 반걸음 앞으로 옮기고, 이때 발뒤꿈치로 최대한 바닥을 누른다.
③ 오른쪽 다리도 반걸음 앞으로 옮기며 양발을 번갈아 앞으로 이동한다.
④ 최대한 앞으로 갔다가 양쪽 다리를 천천히 반걸음씩 뒤로 옮기며 준비 자세로 돌아온다.
⑤ 전후 이동해서 준비 자세로 돌아오면 1회로 센다.

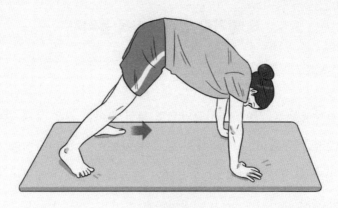

운동 자세 ②

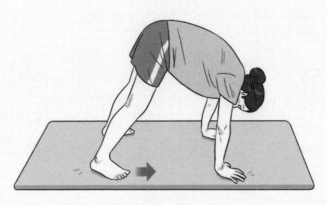

운동 자세 ③

TIP

- ☑ 천천히 앞으로 양쪽을 번갈아 가며 반걸음씩 이동한다.
- ☑ 손목이 아프면 누워서 햄스트링 늘리기와 서서 종아리 늘리기
  를 한다.

6. 발가락 벌리며 발목 돌리기

횟수: 10회 × 2세트

일상생활 중 앉아 있거나 앞으로 서서 숙이는 경우 무게 중심이 앞으로 이동합니다. 발바닥도 앞쪽과 안쪽으로 체중이 실립니다. 발가락 사이가 모이게 되고, 무게가 앞쪽과 안쪽으로 실리면 무지외반증이 생기기도 합니다. 발가락을 벌리는 근육 강화와 무게 중심을 바깥쪽, 뒤쪽으로 옮기는 효과가 있습니다.

준비 자세
① 다리를 어깨너비로 벌리고 양팔을 편 후 손바닥은 지면에 댄다.

운동 자세
① 새끼발가락을 먼저 바깥쪽으로 벌리고, 엄지발가락도 벌린다.
② 발가락 전체를 벌린다는 느낌으로 벌린 후 3초간 유지한다.
③ 발가락 사이를 벌리며 발목을 바깥쪽에서 안쪽으로 원을 그리듯 돌린다.

TIP
☑ 엄지발가락, 새끼발가락 쪽 방향으로 나눠서 운동할 수 있다.

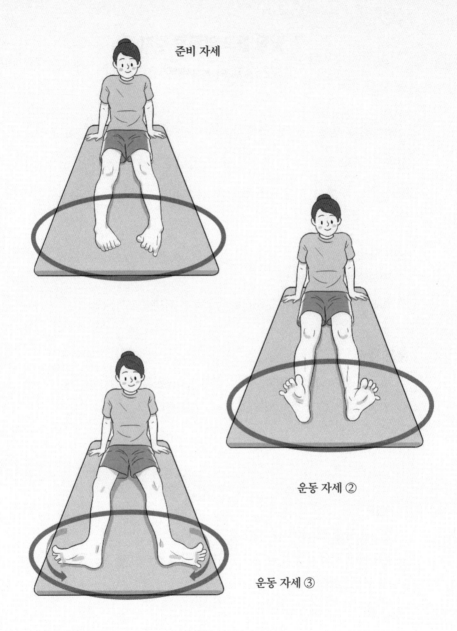

준비 자세

운동 자세 ②

운동 자세 ③

7. 발등 들고 앞뒤로 걷기

횟수: 10회 × 2세트

균형력과 보행 능력을 향상시키기 위해서는 발목 주위 근육 유연성을 강화해야 합니다. 발등을 들고 앞뒤로 걷기는 정강이 근육을 강화하고, 균형력 향상과 하체 근력을 강화하기 좋은 운동입니다.

준비 자세
① 발을 어깨너비로 벌린다.
② 발끝을 위로 들어 발등을 천천히 위로 올려 자세를 유지한다.

운동 자세
① 발등을 올린 채로 한 발씩 앞으로 천천히 이동한다.
② 발등을 올린 채로 한 발씩 뒤로 천천히 이동한디.

TIP
☑ 서서 할 때 넘어지지 않도록 조심한다.
☑ 낙상 위험이 있어 벽이나 의자를 붙잡고 연습한 후 보조물 없이 서서 해야 안전하다.

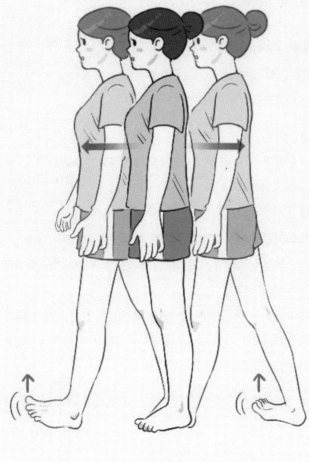

운동 자세

8. 잠자기 전에 하는 종아리, 정강이 근육 풀기

횟수: 10회 × 2세트

　잠자기 전 스스로 할 수 있는 종아리, 정강이 근육 푸는 방법입니다. 다리를 풀어 유연성 증가와 혈액 순환을 돕습니다.

준비 자세
① 편하게 누운 후 양 발바닥이 지면에 닿게 무릎을 구부린다.

운동 자세
① 오른쪽 다리를 구부린 채 왼쪽 다리를 종아리를 슬개골 위에 놓는다.
② 종아리 근육을 아래로 누르고, 2초간 유지한 후 위에서 아래로 이동하며 누른다(화살표 방향).
③ 오른쪽 다리를 구부리고 발뒤꿈치를 왼쪽 정강이 근육 위에 놓는다.
④ 오른쪽 발뒤꿈치를 아래로 누르고, 2초간 유지한 후 위에서 아래로 이동하며 누른다(화살표 방향).
⑤ 반대쪽도 동일하게 실시한다.

TIP
☑ 아픈 부위를 찾아 집중적으로 한다.
☑ 근육에 압력을 줄 때 체중을 살짝 실으면 더 효과적이다.

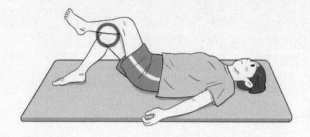

운동 자세 ①

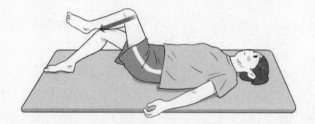

운동 자세 ②

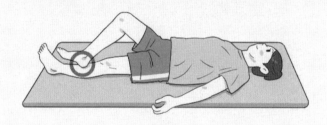

운동 자세 ③

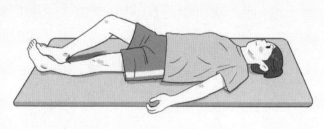

운동 자세 ④

부록

매일 건강한 몸을 위한
통증 QnA

통증 단골 질문

센터를 찾는 환자분들의 부위별 단골 질문을 모았습니다. 해당 증상이 심할 때 함께하면 좋은 '통증 없는 몸을 위한 3분 운동'을 더 했으니 꾸준히 따라해 주세요.

• 목

Q1. 정면을 보다가 갑자기 옆을 볼 때 목 뒤쪽에 자주 통증을 느낍니다. 뻐끗한 것 같은 느낌이 들지만 시간이 지나면 괜찮아지는데요. 이러한 증상이 지속되면 병원에 가야 하나요?

A1. 목 척추 관절에 과운동성으로 무리가 갔거나 흉쇄유돌근, 견갑거근과 같은 목, 어깨와 연결되는 민감한 근육이 뻐끗한 경우일 수 있습니다. 평소 목을 천천히 돌려 시선을 옮기거나 목을 한 방

향으로 돌려 고정하는 자세를 피해 주세요. 통증이 일주일 이상
지속되면 병원을 찾아 주세요.

추천 운동

흉쇄유돌근 늘리기(80쪽)
가오리 운동(82쪽)

Q2. 자고 일어나면 목과 목 근처가 뻐근하고 가끔은 심한 통증이
느껴집니다. 베개의 문제인가요? 어떤 베개가 좋은지 궁금합니다.

A2. 자고 일어나서 목 부위가 뻐근하거나 심한 통증이 있다면
잠자는 자세가 문제일 확률이 높습니다. 고개를 푹 숙이고 새우
등처럼 상체가 구부려진 자세를 취하면 목, 어깨 근육이 뻐근해집
니다. 천장을 보고 팔, 다리를 벌려 자거나 자세가 구부정해지지
않는 것이 중요합니다. 간혹 베개가 딱딱하거나 너무 높아도 문
제가 됩니다. 일반적으로 베개는 5~9센티미터 높이로, 목 척추 전
만을 유지하는 것이 좋습니다. 여러 베개를 20분 이상 직접 사용
해보고 제일 편한 베개를 선택하세요.

추천 운동

수건을 이용한 목 척추 신전 운동(78쪽)

잠자기 전에 하는 턱 당기기(88쪽)

Q3. 거북목 증상이 점점 심각해져서 고민입니다. 자세를 바꾸고 스트레칭을 하면 다시 정상적인 목으로 돌아갈 수 있을까요?

A3. 네, 선천적인 구조적 거북목 문제가 아니라면 교정이 가능합니다. 등을 펴고 목과 어깨 근육을 꾸준히 스트레칭, 운동하면 충분히 다시 목 척추가 전만을 이루는 바른 자세로 돌아갈 수 있습니다. 고개를 앞으로 오래 숙이거나 팔짱 끼는 자세를 안 해야 거북목 교정이 더 잘 되고 재발하지 않습니다.

추천 운동

수건을 이용한 목 척추 신전 운동(78쪽)

가오리 운동(82쪽)

만세 후 네모 그리기 어깨 운동(126쪽)

Q4. 처음에는 목만 아팠는데, 점점 팔부터 손까지 저린 증상이 나타납니다. 목 디스크인가요?

A4. 저리거나 찌릿찌릿한 증상은 신경 문제일 수 있습니다. 목 디스크 판정을 위해 CT, MRI 등 영상 진단이 필요하고, 고개를 숙이거나 숙인 상태에서 회전할 때 증상이 증가한다면 목 디스크가 의심됩니다.

추천 운동

네 방향 목 안정화 운동(84쪽)
흉쇄유돌근 늘리기(80쪽)

Q5. 가만히 앉아 있거나 누워 있어도 목 통증이 계속 지속됩니다. 이럴 때 통증을 완화할 수 있는 스트레칭 동작이 있을까요? 통증이 심할 때는 목을 움직이지 않아야 하는지 궁금합니다.

A5. 통증이 심해도 목을 빠르게 움직이는 게 아니라 천천히 움직이는 것은 괜찮습니다. 가만히 있어도 목 통증이 지속된다면

반드시 병원에서 목 상태를 확인하고 치료 후 통증이 완화된 뒤에 스트레칭을 해야 합니다. 통증 발현이 동적 자세에서 발생하면 해당 자세를 피하고, 스트레칭을 꾸준히 하는 것만으로 좋아질 수 있습니다. 다만 정적인 자세에서 지속적인 통증이 있다면 자세한 검사가 꼭 필요합니다.

추천 운동

키 키우고 가슴 펴기(76쪽)
수건을 이용한 목 척추 신전 운동(78쪽)

• 어깨

Q1. 자고 일어나면 항상 '만세 자세'를 하고 있는 경우가 많습니다. 일주일에 적어도 세네 번은 이 자세로 일어나는데, 몸에 큰 이상은 없는 것 같지만 걱정됩니다.

A1. 통증이나 불편감이 없다면 괜찮습니다. 다만 '만세 자세'는 어깨를 들어 올리는 상승모근 긴장을 유발해 장기적으로 경직된 자세와 불편함으로 이어질 수 있습니다. 팔을 대(大)자로 벌리고 주무시는 것을 권합니다.

추천 운동

가오리 운동(82쪽)
어깨 내리고 팔 바깥으로 회전하기(120쪽)
노 젓기 운동(124쪽)

Q2. 시간이 지날수록 어깨가 둥글게 말리는 것 같아서 걱정됩니다. 무슨 옷을 입어도 태가 나지 않고, 어깨 쪽이 쑤시고 뻐근합니다. 말린 어깨를 펼 수 있는 방법을 알고 싶습니다.

A2. 어깨가 말린 둥근 어깨를 교정하기 위해서는 앞쪽에 짧아진 가슴 근육을 이완시키고 구부정한 등이 펴지도록 흉추 회전이 동반된 운동을 합니다. 마지막으로 어깨를 펴는 스트레칭과 중·하부 승모근과 능형근처럼 견갑골(날개뼈)을 안쪽으로 모으는 운동

을 합니다. 이 방법을 순차적으로 해도 좋고, 동시에 해도 둥근 어깨를 교정하는 데 효과적입니다.

추천 운동

소흉근 누르며 팔 뒤로 돌리기(122쪽)
옆으로 누워서 흉추 회전하기(115쪽)
만세 후 네모 그리기 어깨 운동(126쪽)

Q3. 어깨를 돌릴 때마다 통증은 없지만 '뚝' 소리가 납니다. 스트레칭을 할 때 자연스럽게 어깨를 돌리게 되는데, 이런 소리가 난다면 어깨 돌리는 행위를 멈춰야 하나요?

A3. 어깨를 돌릴 때마다 '뚝' 소리가 난다면 통증이 없어도 그 동작은 가급적 피해 주세요. 일반적으로 어깨 앞쪽에서 나는 소리는 상완이두근 힘줄이 해부학적 위치에서 벗어나면서 나는 소리입니다. 어깨를 뒤로 젖히는 가슴 근육 스트레칭을 추천합니다. 어깨 안정화 운동과 구부정한 등, 어깨가 펴지도록 자세에 신경 써야 합니다.

추천 운동

어깨 내리고 팔 바깥으로 회전하기(120쪽)
네발기기 자세에서 흉추 회전하기(118쪽)

Q4. 어느 순간부터 팔이 어깨 위로 올라가지 않습니다. 어깨 위로 올리려고 하면 심한 통증이 느껴지는데요. 병원에 갈 정도로 심각한 상태인가요?

A4. 팔이 위로 올리는 데 제한이 있거나 통증이 심하다면 병원에서 먼저 상태를 정확하게 살펴야 하는 단계입니다. 어깨힘줄염, 회전근개 파열, 오십견 등 흔한 어깨 질환으로 인한 어깨 충돌 증후군이 생겼는지 살펴 어깨 상태에 맞는 치료가 필요합니다. 심한 통증이 어느 정도 줄어들면 평소 혼자서 스트레칭, 운동을 해도 괜찮습니다.

추천 운동

키 키우고 가슴 펴기(76쪽)
잠자기 전에 하는 견갑골 후인 운동(130쪽)
어깨 내리고 팔 바깥으로 회전하기(120쪽)

매일 통증

Q5. 결혼식을 앞두고 있는데, 올라가 있는 승모근 때문에 걱정입니다. 다른 사람들은 승모근을 내리기 위해서 보톡스를 맞는다고 하는데, 운동 혹은 스트레칭으로 올라간 승모근을 내릴 수 있는 방법이 있나요?

A5. 승모근이 올라가는 이유는 팔을 앞으로 뻗거나 올리는 동작이 많아서입니다. 어깨를 후, 하방으로 내리는 운동을 통해 승모근을 내릴 수 있습니다. 견갑골(날개뼈)을 뒤로 펴고, 내린 상태를 유지하는 유형의 스트레칭과 운동을 해주세요.

추천 운동

잠자기 전에 하는 견갑골 후인 운동(130쪽)
어깨 내리고 팔 바깥으로 회전하기(120쪽)
만세 후 네모 그리기 어깨 운동(126쪽)

· 허리

Q1. 운동하다가 허리를 삐끗하면 2~3일 정도 통증이 지속되다가 그 이후로는 괜찮아집니다. 이런 상황이 반복되는데, 병원에 가야 할까요?

A1. 허리를 삐끗하면 심하지 않은 경우, 염증이 발생하는 급성기(2~3일)를 거친 후 통증이 점점 줄어듭니다. 평소 허리를 앞으로 과도하게 숙이거나 빠르게 회전하는 동작을 피하시길 권합니다. 통증이 줄어들면 허리를 안정적으로 잡아주는 코어 근육을 강화하세요. 다만 허리를 삐끗한 후 통증이 극심하다면 바로 병원에 가야합니다.

추천 운동

늑간근과 흉곽 하부 풀기(161쪽)
네발기기 자세에서 팔, 다리 교차 들기(168쪽)

Q2. 허리 통증이 심해질 때 온찜질과 냉찜질 중 어떤 것이 더 효과적인가요?

A2. 허리 상태나 시기에 따라 찜질 처방이 달라지는데요. 허리를 갑자기 삐끗하거나, 특히 통증 부위가 부어오르거나 열감이 느껴지면 냉찜질을 하는 게 좋습니다. 그렇지 않은 경우 근육을 이완하고, 혈액 순환을 돕도록 온찜질을 하는 게 효과적입니다.

추천 운동

네발기기에서 무릎 들기(166쪽)
앉아서 코어 근육 강화하기(86쪽)

Q3. 허리가 아플 때마다 아이들에게 허리 쪽을 밟아달라고 부탁합니다. 그러면 그 순간 시원하다는 느낌이 드는데요. 이 행동이 오히려 허리에 더 안 좋은가요?

A3. 허리를 직접적으로 밟는 건 반드시 피하시길 권합니다. 골다공증이 있거나 허리 질환이 있는 경우 허리 구조물이 약해져 있

거나 불균형된 상태로 자칫 더 증상을 악화시킬 수 있습니다. 특히 척추뼈를 체중을 실어 밟으면 위험합니다. 낮은 저항 강도의 허리 근육 강화와 스트레칭을 추천합니다.

추천 운동

손깍지 끼고 만세 후 옆구리 늘리기(172쪽)
잠자기 전에 하는 브릿지 자세(176쪽)

Q4. 하루 종일 허리가 아프진 않지만 일주일에 두세 번 허리 통증이 느껴집니다. 넘어지거나 다친 적은 없습니다. 허리디스크인가요?

A4. 넘어지거나 다치지 않아도 오래 앉아 있거나, 무거운 물건을 들거나, 잘못된 자세가 오래 지속되면 허리 근육이 뭉쳐 허리 통증이 생길 수 있습니다. 과도한 동작과 자세는 허리디스크로 이어질 수 있습니다. 하지만 허리디스크를 정확하게 판정하려면 엑스레이, CT, MRI 같은 영상 진단 장비와 몇 가지 신체 평가가 필요합니다. 허리디스크는 허리를 앞으로 숙이거나 숙인 상태에서 비틀 때 증상이 더 발현됩니다. 허리뿐만 아니라 골반, 다리, 발

등 하체에 저리거나 찌릿함, 당기는 느낌이 들면 허리디스크를 의심됩니다.

추천 운동

네발기기에서 무릎 들기(166쪽)
네발기기에서 자세에서 팔, 다리 교차 들기(168쪽)

Q5. 허리가 약한 사람은 침대에서 자는 게 좋은가요, 바닥에서 자는 게 좋은가요?

A5. 보통 허리가 약한 사람은 침대를 추천합니다. 다만 체형과 증상에 따라 달라집니다. 마른 체형인 경우 딱딱한 바닥보다 침대에서 자는 게 좋습니다. 침대는 충격을 완화하는 쿠션 역할을 합니다. 만약 침대가 없다면 바닥에 이불을 두툼하게 깔고 주무시길 권합니다. 또한 바닥에서 자면 일어날 때 복근과 고관절 굴곡(굽힘) 근육을 더 많이 써서 순간적으로 일어나야 해서 허리에 더 무리가 갈 수 있습니다. 사람마다 체형과 증상이 달라서 예외는 있지만, 바닥보다 침대를 추천합니다.

추천 운동

잠자기 전에 하는 브릿지 자세(176쪽)

네발기기 자세에서 팔, 다리 교차 들기(168쪽)

· 다리

Q1. 족저근막염으로 인해 아침에 일어난 후 몇 발자국을 더딜 때 통증이 심합니다. 오래 걷거나 운동을 한 후에도 통증 때문에 고통스럽습니다. 통증을 완화할 수 있는 방법을 알고 싶습니다.

A1. 족저근막은 발의 아치를 유지하고 충격을 흡수하는 역할을 합니다. 족저근막염은 다양한 이유로 발생하는데요. 평소 운동을 안 하다가 갑자기 자주 운동을 하거나 점프 동작이 들어가는 운동(배구, 농구, 에어로빅 등), 마라톤을 오래 하는 경우 발생하기도 합니다. 이 외에도 장시간 서 있거나 딱딱한 신발 착용, 과체중도 원인이 됩니다. 상태가 호전될 때까지는 오래 걷기보단 가볍게 걷

기를 추천하고, 원인이 될 만한 상태를 살펴서 관리하시길 권합니다. 골프공으로 발바닥 이완을 해주거나 종아리 스트레칭을 자주 해주세요.

추천 운동

잠자기 전에 하는 종아리, 정강이 근육 풀기(220쪽)
엎드려 뻗친 자세로 햄스트링, 종아리 늘리기(214쪽)

Q2. 자는 도중에 다리에 쥐가 나는 일이 너무 많습니다. 자다가 잠이 깰 정도로 고통스러운데요. 아픈 부분을 흔들거나 주무르면 낫기도 하지만, 자주 반복되어 괴롭습니다. 예방법이나 처치법을 알고 싶습니다.

A2. 다리가 쥐가 나는 이유는 크게 두 가지입니다. 첫째, 전해질 불균형으로 일어나기에 마그네슘이 풍부한 음식을 먹거나 물을 조금 더 마시는 게 좋습니다. 두 번째는 종아리나 하체 근육이 뭉치고 짧은 경우도 근육 수축이 조절되지 않으며 쥐가 납니다. 평소 하체 근육을 전체적으로 풀어 주고 스트레칭해 주세요.

추천 운동

누워서 햄스트링 늘리기(212쪽)

잠자기 전에 하는 종아리, 정강이 근육 풀기(220쪽)

Q3. 무지외반증이 심한데 수술을 하지 않고도 치료가 가능한가요?
신발은 어떤 신발을 신는 게 좋은가요?

A3. 무지외반증으로 발가락과 발 변형이 심한 경우 의사 진단
하에 수술을 하는 경우가 있습니다. 무지외반증 수술은 뼈의 각
도, 관절 변형 상태, 관절 가동 범위 등 여러 요소를 고려합니다.
하이힐이나 발볼이 좁은 신발은 발의 변형을 촉진하기 때문에 볼
이 넓고 부드러운 신발을 신는 게 좋습니다. 후천적으로 무지외
반증이 있는 분들은 대부분은 신체 무게 중심이 앞쪽으로 쏠려 있
는 경우가 많습니다. 등을 펴거나 종아리 근육을 스트레칭하는
등 무게 중심을 뒤쪽으로 이동하는 운동을 추천합니다.

추천 운동

발가락 벌리며 발목 돌리기(216쪽)

발등 들고 앞뒤로 걷기(218쪽)

매일 통증

Q4. 달리기에 취미가 생겨 꾸준히 하고 싶습니다. 뛰는 당시에는 괜찮은데 다음날이 되면 무릎이 아파 고통스럽습니다. 달리기를 계속 해도 괜찮을까요?

A4. 달리기를 한 다음 날 무릎 통증이 있다면 세 가지를 살펴야 합니다. 첫째, 달리기를 너무 자주, 오래 하지는 않았나요? 자신의 체력을 넘어 서는 달리기는 무릎에 무리가 됩니다. 두 번째, 잘못된 달리기 기술로 달리지 않았나요? 보폭을 넓게 달리진 않았는지, 발뒤꿈치가 강하게 지면에 닿았는지 등 무릎에 영향을 주는 달리기 기술을 사용하고 있다면 수정해야 합니다. 세 번째, 체형 때문일 수 있습니다. 무릎이 O다리 형태거나 하체 근육이 뻣뻣해도 무릎에 부담이 많이 갑니다. 세 요인을 살펴보고, 평소 달리기 전과 후 특히 하체 근육을 충분히 스트레칭해 주세요.

추천 운동

대퇴직근 늘리기(205쪽)
고관절 내전근 늘리기(208쪽)
대퇴근막장근 움직이며 풀기(210쪽)

Q5. 흔히 말하는 종아리 알이 다른 사람들보다 발달되어 있어 고민입니다. 조금만 걸어도 단단하고 뻐근해지는 느낌까지 들어요. 완화할 수 있는 방법이 있을까요?

A5. 종아리 근육(비복근, 가자미근)은 까치발 들 듯 발뒤꿈치가 지면에서 떼질 때 많이 사용됩니다. 평소 발뒤꿈치가 들리는 동작을 많이 하지 않는지 살펴보고 되도록 피하는 게 좋습니다. 하이힐이나 딱딱한 신발도 종아리 알이 생기게 만듭니다. 평소 종아리 근육을 자주 풀어주거나 스트레칭하고, 잘 때 다리를 심장보다 높게 드는 게 도움이 됩니다.

추천 운동

엎드려 뻗친 자세로 햄스트링, 종아리 늘리기(214쪽)

발등 들고 앞뒤로 걷기(218쪽)

잠자기 전에 하는 종아리, 정강이 근육 풀기(220쪽)

감사의 글

고등학생 때 무심코 했던 잘못된 자세로 10년 동안 고생했습니다. 그 당시는 '내가 아프지 않고 건강했던 적이 있었나?' 생각하고 암울했습니다. 원인 모를 통증을 해결하고자 물리치료사라는 직업을 선택해 이제 고통받는 분들의 재활을 도우며 살게 되었습니다. 지금은 저 역시 '그때 10년 동안 고생했었지' 하며 과거를 대수롭지 않게 생각하고, 통증 없이 건강하게 지내고 있습니다.

통증을 없애려면 개인에 맞는 평가와 운동, 습관 교정이 필요합니다. 이 책을 통해 자세와 생활 습관의 중요성을 알리고자 했습니다. 만약 책에 나와 있는 동작을 따라 할 때 심한 통증이 느껴진다면, 중단하고 병원을 먼저 방문해 주세요. 원인 모를 만성 통증과 재발하는 통증의 원인과 해결을 찾다가 이 책을 선택하신 분들께 감사드리며, 작은 도움이 되었으면 합니다.

임상 경험을 더해 학문의 길을 넓히는 데 아낌없이 응원해 주시고 지도해 주신 단국대학교 이호성 교수님과 경희대학교 맹성호 교수님께 감사합니다. 항상 아들을 따뜻하게 응원해 주시고 사랑해 주시는 부모님께 감사합니다. 마지막으로 책 작업을 하는 동안 집중할 수 있도록 도와준 아내에게 항상 고맙고 사랑한다고 전하고 싶습니다.

감사합니다.

매일 통증